# 子どもの食と栄養

新 基本保育シリーズ ⑫

監修
公益財団法人
児童育成協会

編集
堤 ちはる
藤澤 由美子

中央法規

# 新・基本保育シリーズ
## 刊行にあたって

　認可保育所を利用したくても利用できない、いわゆる「保育所待機児童」は、依然として社会問題になっています。国は、その解消のために「子育て安心プラン」のなかで、保育の受け皿の拡大について大きく謳っています。まず、2020年度末までに全国の待機児童を解消するため、東京都ほか意欲的な自治体への支援として、2018年度から2019年度末までの2年間で必要な受け皿約22万人分の予算を確保するとしています。さらに、女性就業率80％に対応できる約32万人分の受け皿整備を、2020年度末までに行うこととしています。

　子育て安心プランのなかの「保育人材確保」については、保育補助者を育成し、保育士の業務負担を軽減するための主な取り組みとして、次の内容を掲げています。

・処遇改善を踏まえたキャリアアップの仕組みの構築
・保育補助者から保育士になるための雇上げ支援の拡充
・保育士の子どもの預かり支援の推進
・保育士の業務負担軽減のための支援

　また、保育士には、社会的養護、児童虐待を受けた子どもや障害のある子どもなどへの支援、保護者対応や地域の子育て支援など、ますます多様な役割が求められており、保育士の資質および専門性の向上は喫緊の課題となっています。

　このような状況のなか、2017（平成29）年3月の保育所保育指針、幼稚園教育要領、幼保連携型認定こども園教育・保育要領の改定・改訂、2018（平成30）年4月の新たな保育士養成課程の制定を受け、これまでの『基本保育シリーズ』を全面的に刷新し、『新・基本保育シリーズ』として刊行することになりました。

　本シリーズは、2018（平成30）年4月に新たに制定された保育士養成課程の教科目の教授内容等に準拠し、保育士や幼稚園教諭など保育者に必要な基礎知識の習得を基本に、学生が理解しやすく、自ら考えることにも重点をおいたテキストです。さらに、養成校での講義を想定した目次構成になっており、使いやすさにも配慮しました。

　本シリーズが、保育者養成の現場で、保育者をめざす学生に広く活用されることをこころから願っております。

公益財団法人　児童育成協会

# はじめに

　乳幼児にとって、食べることは生命の維持やこころとからだの健やかな育ちに欠かせないものである。また、さまざまな食材に触れる、調理の過程を日常的に見る・体験する、家族や友だち、保育所等の先生と食べる楽しみを共有するなどの経験の積み重ねにより、子どもは心身を成長させ、五感を豊かにしていく。このように周囲の人と関係しながら食事を摂ることにより、多様な食材や味覚を受容する柔軟性、食事づくりや準備への意欲、空腹と満腹のリズム、相手を思いやる配膳やマナーなど"食を営む力"の基礎が培われ、それらをさらに発展させて"生きる力"につなげていく。

　一方、乳幼児期の栄養状態は、その後の肥満、２型糖尿病、高血圧や循環器疾患などと関連があることが近年報告されている。そのうえ、乳幼児期には味覚や食嗜好の基礎も培われ、それらは将来の食習慣にも影響を与えるために、この時期の食生活や栄養については、生涯を通じた健康、特に生活習慣病予防という長期的な視点からも考える必要がある。そこで乳幼児期には、未来への希望をもち「今が、いつかにつながる保育」をめざして、好ましい人的・物的環境のもとで、適切な食事を提供することがきわめて重要である。

　近年、私たちをとりまく社会環境は、少子高齢化などが進み、以前とは様変わりし、一人ひとりの価値観も多様化している。また、不適切なダイエットに起因する若い女性の栄養不足による低体重（やせ）の増加、女性の就労増加による食の外部化、夜型化の進行による朝食欠食・簡便化、孤食や個食などの食習慣の乱れ、貧困による栄養バランスの欠如など、健康の阻害要因も多く存在し、これらの影響は大人のみならず子どもにまで及んでいる。さらに、食生活に関する多様な情報の氾濫により、それらに翻弄されている人もいる。特に近年は食生活に対して興味・関心が高く、健康志向の強い人たちと、食に無関心で健康にも無頓着な人たちの二極化が進んでいる。しかし、このように環境や意識が変化しても、子どもと保護者の食をより豊かなものにするために、保育者がめざすべきこと、大切にすべきことはゆらぐことがあってはならない。

　子育てにおいて、保護者の食に関する不安・心配は多く、食生活に関する悩みなどが子育て不安や困難感の一因ともなる。そこで、保育所等における食生活支援は、保育所等に通う子どもと保護者のみならず地域の子育て家庭の支援に至るまで、今後ますます重要度を増していくと思われる。保育者が果たすべき役割については、子どもやその保護者に専門知識や技術を提供し、指導することだけにとどまらな

い。専門知識や技術を介して、子どもやその保護者の自己決定や行動変容を支援することも求められている。そのためには、保育者は確実な基礎的知識・技術に支えられた応用力を備え、保育の専門職として、保護者と子ども支援の両方の役割を的確に果たすことのできる能力の育成が不可欠である。こうした動きは2017（平成29）年に行われた保育所保育指針、幼稚園教育要領、幼保連携型認定こども園教育・保育要領の改訂（定）や2018（平成30）年の保育士養成課程の見直しでより明確になったといえるだろう。

　本書「子どもの食と栄養」は、発育・発達のめざましい時期の子どもの食生活と栄養の特性について学んでいくとともに、保育者自らの食への意識や食生活を省（かえり）み、適切な食生活を実践する力を養っていくこと、学んだ知識を保育の実践的活動へと発展させていくことをめざしている。

　今後、子育て支援の必要性が増すなかで、保育者に対する社会の期待や要望はますます大きくなるものと思われる。本書が保育士養成課程における学習の成果を高めるための一助（いちじょ）となることを願う次第である。また、より多くの方々から、本書に対するご批判やご意見をいただければ幸いである。

2019年1月

堤　ちはる・藤澤由美子

# 本書の特徴

- 3Stepによる内容構成で、基礎から学べる。
- 国が定める養成課程に準拠した学習内容。
- 各講は見開きで、見やすく、わかりやすい構成。

## Step1 レクチャー

### 基本的な学習内容

保育者として必ず押さえておきたい基本的な事項や特に重要な内容を学ぶ

## Step2

演習1　1日分の献立をつくってみよう

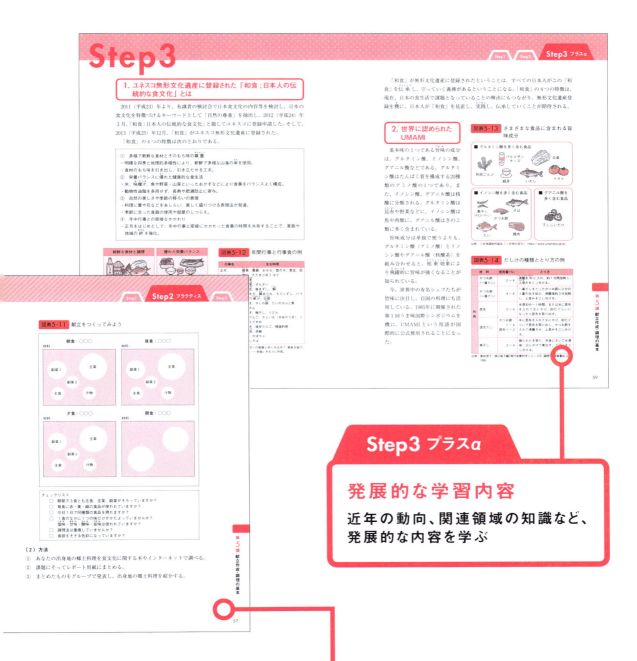

## Step3 プラスα

**発展的な学習内容**

近年の動向、関連領域の知識など、発展的な内容を学ぶ

## Step2 プラクティス

**演習課題と進め方**

Step1の基本内容をふまえた演習課題で、実践に役立つ知識や考える力を養う

# 保育士養成課程——本書の目次
## 対応表

　指定保育士養成施設の修業教科目については国で定められており、養成課程を構成する教科目については、通知「指定保育士養成施設の指定及び運営の基準について」（平成15年雇児発第1209001号）において、その教授内容が示されている。

　本書は保育士養成課程における「教科目の教授内容」に準拠しつつ、授業で使いやすいよう全15講に目次を再構成している。

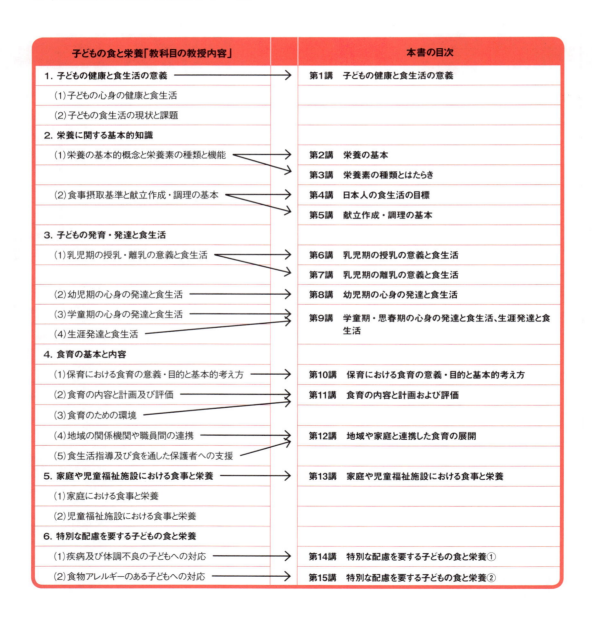

| 子どもの食と栄養「教科目の教授内容」 | 本書の目次 |
|---|---|
| 1. 子どもの健康と食生活の意義 | 第1講　子どもの健康と食生活の意義 |
| （1）子どもの心身の健康と食生活 | |
| （2）子どもの食生活の現状と課題 | |
| 2. 栄養に関する基本的知識 | |
| （1）栄養の基本的概念と栄養素の種類と機能 | 第2講　栄養の基本 |
| | 第3講　栄養素の種類とはたらき |
| （2）食事摂取基準と献立作成・調理の基本 | 第4講　日本人の食生活の目標 |
| | 第5講　献立作成・調理の基本 |
| 3. 子どもの発育・発達と食生活 | |
| （1）乳児期の授乳・離乳の意義と食生活 | 第6講　乳児期の授乳の意義と食生活 |
| | 第7講　乳児期の離乳の意義と食生活 |
| （2）幼児期の心身の発達と食生活 | 第8講　幼児期の心身の発達と食生活 |
| （3）学童期の心身の発達と食生活 | 第9講　学童期・思春期の心身の発達と食生活、生涯発達と食生活 |
| （4）生涯発達と食生活 | |
| 4. 食育の基本と内容 | |
| （1）保育における食育の意義・目的と基本的考え方 | 第10講　保育における食育の意義・目的と基本的考え方 |
| （2）食育の内容と計画及び評価 | 第11講　食育の内容と計画および評価 |
| （3）食育のための環境 | |
| （4）地域の関係機関や職員間の連携 | 第12講　地域や家庭と連携した食育の展開 |
| （5）食生活指導及び食を通した保護者への支援 | |
| 5. 家庭や児童福祉施設における食事と栄養 | 第13講　家庭や児童福祉施設における食事と栄養 |
| （1）家庭における食事と栄養 | |
| （2）児童福祉施設における食事と栄養 | |
| 6. 特別な配慮を要する子どもの食と栄養 | |
| （1）疾病及び体調不良の子どもへの対応 | 第14講　特別な配慮を要する子どもの食と栄養① |
| （2）食物アレルギーのある子どもへの対応 | 第15講　特別な配慮を要する子どもの食と栄養② |

# CONTENTS

新・基本保育シリーズ　刊行にあたって
はじめに
本書の特徴
保育士養成課程——本書の目次　対応表

## 第1講　子どもの健康と食生活の意義

**Step1**　1. 子どもの心身の健康と食生活 ……………………………………………… 2
　　　　　2. 子どもの食生活の現状と課題 ……………………………………………… 4

**Step2**　演習1　朝食欠食について、その原因や食生活全体に与える影響、解決
　　　　　　　　方法について考えてみよう ………………………………………… 6
　　　　　演習2　食の安全に関する問題点について、具体例をあげて現状とその対
　　　　　　　　策について考えてみよう …………………………………………… 8

**Step3**　子どもの健康は妊娠中の母親の適切な食事から ……………………………… 10

## 第2講　栄養の基本

**Step1**　1. 栄養とは ……………………………………………………………………… 14
　　　　　2. 食べ物のゆくえ …………………………………………………………… 14
　　　　　3. 栄養の摂り方 ……………………………………………………………… 16
　　　　　4. 子どもの栄養の特徴 ……………………………………………………… 17

**Step2**　演習1　子どもに「食べ物のゆくえ」を理解させるための絵と説明を考えよう
　　　　　　　　…………………………………………………………………………… 18
　　　　　演習2　哺乳幼動物の発育度と乳成分の数値を比較し、「栄養は多いほど
　　　　　　　　よいのか、適量はあるのか」を討論してみよう ………………… 20
　　　　　演習3　私たちは多種類の食品によって、必要なすべての栄養素を摂取す
　　　　　　　　ることができる。このことを次の食品の栄養成分の比較により実感
　　　　　　　　してみよう ……………………………………………………………… 21

**Step3**　1. 人はなぜ太るのか …………………………………………………………… 22
　　　　　2. 脳活動もエネルギーを必要とするのか ………………………………… 23

**COLUMN**　身体は食べ物でできている ……………………………………………… 24

## 第3講　栄養素の種類とはたらき

**Step1**　1. 栄養素の種類とはたらき ………………………………………………… 26

vii

| | | |
|---|---|---|
| | 2. 水分代謝 | 31 |
| **Step2** | 演習1 主なミネラル（無機質）の生理作用、欠乏症、供給源となる食品についてまとめてみよう | 32 |
| | 演習2 主なビタミンの生理作用、欠乏症、供給源となる食品についてまとめてみよう | 33 |
| **Step3** | 1. カルシウム（Ca）とピークボーンマスについて | 34 |
| | 2. 機能性成分について | 35 |
| **COLUMN** | よい食生活を長く続ける秘訣 | 36 |

## 第4講　日本人の食生活の目標

| | | |
|---|---|---|
| **Step1** | 1. 日本人の食事摂取基準 | 38 |
| | 2. 食事バランスガイド | 41 |
| | 3. 食生活指針 | 42 |
| **Step2** | 演習　自分の食生活を見直してみよう | 44 |
| **Step3** | 食生活指針からみる日本人の食生活の課題 | 46 |
| **COLUMN** | 日本の食料自給率38％とは | 48 |

## 第5講　献立作成・調理の基本

| | | |
|---|---|---|
| **Step1** | 1. 献立作成の基本 | 50 |
| | 2. 調理の基本 | 53 |
| **Step2** | 演習1　1日分の献立をつくってみよう | 56 |
| | 演習2　あなたの出身地の郷土料理を紹介しよう | 56 |
| **Step3** | 1. ユネスコ無形文化遺産に登録された「和食；日本人の伝統的な食文化」とは | 58 |
| | 2. 世界に認められたUMAMI | 59 |
| **COLUMN** | 子どものころの食事づくり体験の大切さ | 60 |

## 第6講　乳児期の授乳の意義と食生活

| | | |
|---|---|---|
| **Step1** | 1. 乳児期の栄養・食生活の特徴 | 62 |
| | 2. 乳児期の食べる機能、食行動の変化 | 62 |

| | 3. 母乳の栄養と母乳育児 | 63 |
| | 4. 人工栄養 | 66 |

**Step2** 演習　乳児用調製粉乳を母乳に近づけるための工夫について調べてみよう ……… 68

**Step3**　1. 混合栄養について … 70
　　　　2. 母乳育児の留意点 … 70

**COLUMN** ビタミンDの不足に気をつけて … 72

## 第7講　乳児期の離乳の意義と食生活

**Step1**　1. 離乳の定義と必要性 … 74
　　　　2. 離乳食の進め方の実際 … 75
　　　　3. 食事の目安 … 77
　　　　4. 離乳の完了 … 78
　　　　5. 成長の目安 … 78

**Step2** 演習　手づかみ食べの重要性について考えてみよう。また、手づかみ食べに適した食べ物をあげてみよう … 80

**Step3**　1. 離乳期の食生活の問題と対応 … 82
　　　　2. ベビーフード … 83

**COLUMN**　「新奇性恐怖」と食わず嫌い … 84

## 第8講　幼児期の心身の発達と食生活

**Step1**　1. 幼児期の成長と発達 … 86
　　　　2. 幼児期の栄養 … 88

**Step2**　演習1　3〜5歳児の昼食のお弁当の中身を考えてみよう … 90
　　　　演習2　おやつの大切さを学び、家庭支援に向けて具体的な与え方を考えてみよう … 92

**Step3**　幼児期の食の問題と気になる食行動 … 94

**COLUMN**　職員間の連携 … 96

## 第9講 学童期・思春期の心身の発達と食生活、生涯発達と食生活

**Step1**
1. 学童期・思春期の成長と発達 ……… 98
2. 学童期・思春期の食生活の特徴 ……… 98
3. 生涯発達の考え方 ……… 99
4. 妊娠期や授乳期の栄養と食生活 ……… 99

**Step2**
演習1 学校給食の特徴について調べてみよう ……… 102
演習2 自分の家庭や仕事の将来像について考えてみよう。人生の節目に食べたいものをあげてみよう ……… 104

**Step3**
1. 栄養教諭制度について ……… 106
2. 母性保護（リプロダクティブ・ヘルス・ライツ）について ……… 106
3. 子どもの貧困について ……… 107

**COLUMN** やせと肥満の弊害 ……… 108

## 第10講 保育における食育の意義・目的と基本的考え方

**Step1**
1. 子どもの食生活の問題点 ……… 110
2. 食育推進のための体制づくり ……… 110
3. 食育基本法 ……… 111
4. 食育推進基本計画 ……… 112
5. 保育所等における食育の考え方 ……… 114

**Step2** 演習 食育活動と「教育」をどのように結びつけるのか考えてみよう ……… 116

**Step3** 第3次食育推進基本計画を子どもの食育につなげる ……… 118

**食育事例** 「保育所における食育に関する指針」の保育所での活かされ方①〜みそづくり〜 ……… 120

## 第11講 食育の内容と計画および評価

**Step1**
1. 保育の一環としての食育の展開 ……… 122
2. 食育の内容 ……… 122
3. 食育の計画および評価 ……… 123
4. 食育のための環境 ……… 126

**Step2** 演習 保育所の子どもたちの課題を確認し、食育の年間計画を作成してみよう ……… 128

| | | |
|---|---|---|
| Step3 | 食育の取り組みの視点——食のつながりと循環 | 134 |
| 食育事例 | 「保育所における食育に関する指針」の保育所での活かされ方② 〜栄養3色ボード〜 | 136 |

## 第12講　地域や家庭と連携した食育の展開

| | | |
|---|---|---|
| Step1 | 1. 地域の関係機関との連携や職員間の連携 | 138 |
| | 2. 食生活指導・助言および食を通した保護者への支援 | 139 |
| Step2 | 演習1　食育の取り組みを行うために、連携が必要な地域の資源について考えてみよう | 142 |
| | 演習2　保護者への食育の情報提供の方法について考えてみよう | 144 |
| Step3 | 子どもや保護者への支援で役立つ行動変容の理論やモデル | 146 |
| 食育事例 | 「保育所における食育に関する指針」の保育所での活かされ方③ 〜行事食〜 | 148 |

## 第13講　家庭や児童福祉施設における食事と栄養

| | | |
|---|---|---|
| Step1 | 1. 家庭における食生活上の問題点 | 150 |
| | 2. 家庭における食事の役割 | 150 |
| | 3. 児童福祉施設の特徴 | 151 |
| | 4. 児童福祉施設における食事の提供 | 151 |
| Step2 | 演習1　3〜5歳の幼児の家庭における朝食の献立を考えてみよう | 154 |
| | 演習2　保育所で利用する、子どもたちに行事食を伝えるポスターをつくってみよう | 156 |
| Step3 | 1. 施設における衛生管理 | 158 |
| | 2. 食中毒等発生時の対応 | 159 |
| | 3. 調理実習（体験）等における衛生管理の留意点 | 159 |
| COLUMN | 家庭でできる食中毒予防の6つのポイント | 160 |

## 第14講　特別な配慮を要する子どもの食と栄養①

| | | |
|---|---|---|
| Step1 | 1. 子どもの疾病および体調不良の特徴 | 162 |
| | 2. 疾病および体調不良の子どもへの対応 | 162 |

| | | |
|---|---|---|
| **Step2** | 演習　脱水症への経口補液療法を実践してみよう | 168 |
| **Step3** | 特別な食事療法が必要な慢性疾患 | 170 |
| **COLUMN** | 正しい手洗いの方法──30秒以上、流水で行う | 172 |

## 第15講　特別な配慮を要する子どもの食と栄養②

| | | |
|---|---|---|
| **Step1** | 1. 食物アレルギーのある子どもへの対応 | 174 |
| | 2. 障害のある子どもへの対応 | 176 |
| **Step2** | 演習　アレルギー疾患生活管理指導表をもとに緊急時対応を考えてみよう | 180 |
| **Step3** | 1. 食物アレルギーのある子どもの生活への配慮 | 184 |
| | 2. 障害のある子どもの生活への配慮 | 185 |
| **COLUMN** | エピペン®　アナフィラキシー時の自己注射薬 | 186 |

索引
企画委員一覧
編集・執筆者一覧

# 第1講

# 子どもの健康と食生活の意義

子どもの健やかな発育・発達のために食事の果たす役割は大きい。日々の食事は栄養面だけではなく情緒（じょうちょ）の安定や社会性の発達、食習慣の形成においても重要である。児童福祉施設における食事の提供のあり方や食育も含（ふく）めた支援の必要性を理解する。その一方で、現在の子どもの食を取り巻く状況の問題点を認識し、さまざまな資料を利用しながら、対応方法について考察できるようにする。

# Step 1

## 1. 子どもの心身の健康と食生活

### 身体の健やかな発育・発達と栄養

　子どもの健やかな発育・発達のためには適切な栄養摂取が必要であり、その手段としての食事が重要であることは明らかである。特に乳幼児期には身体発育がめざましいとともに、各器官の発育や運動機能・神経機能の発達も著しいという特徴があり、体重あたりに必要な栄養素も多い。器官や機能の発育や発達には決定的に重要な時期が存在し、その時期に必要な栄養素の種類や量が不足すると発育や発達に影響し、のちに補っても取り戻せないこともあるので、十分な注意が必要である。

### 摂食器官・消化器官の発達に合わせた栄養摂取

　乳幼児期は摂食器官・消化器官の機能が未熟なため、発達段階に合わせた栄養摂取の方法が必要となる。離乳食をすすめる際にも咀嚼・嚥下機能に配慮した形態の食事を提供する。消化吸収機能が発達途中であるため、食材や調理用法などにも注意する（第7講参照）。
　一方で摂食行動を通じて、さまざまな器官の発達が促進されるという側面もある。発達段階に応じた形態の食物を与えられることにより、咀嚼機能や嚥下機能は経験を通じて上達する。また、さまざまな食材を摂取することにより、味覚の発達がうながされるだけでなく、視覚・嗅覚・触覚・聴覚も刺激される。食物を食べることにより食物中の生理活性物質や消化管ホルモンに消化管が刺激され、消化管運動や消化吸収機能そのものも発達すると考えられている。さらに子どもの手づかみ食べや食器の使用により運動機能の発達もうながされる。

### 望ましい食習慣の形成と心の発達

　食事は空腹を満たすための栄養摂取の機会であるだけではなく、家族や仲間との団らんのひとときであり、子どもの精神発達や情緒安定にも重要な役割を果たす。おいしい食事を楽しい雰囲気で食べられる環境は、子どもの安心感や周囲への信頼感を育む。また食卓を囲んでの会話は重要なコミュニケーションの場であり、社会性や言語能力の育成にも有用である。
　さらに乳幼児期の食生活はその後の適切な食習慣のために極めて重要である。栄養バランスのとれた食事を規則正しく摂取する食習慣の形成は、その後の健康の維持や生活習慣病の予防などにも寄与するところが大きい。

**図表1-1** 子どもの健やかな発育・発達をめざした食事・食生活支援

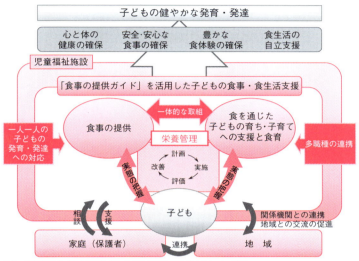

出典：厚生労働省「児童福祉施設における食事の提供ガイド」p.4, 2010.

## 児童福祉施設における食生活

　保育所を含む児童福祉施設における食事の提供および食生活支援は、子どもにおけるこれらの特性を十分に理解して実施されなければならない。厚生労働省が2010（平成22）年に策定した「児童福祉施設における食事の提供ガイド」には子どもの健やかな発育・発達をめざした食事・食生活支援の概念が**図表1-1**のように整理されている。そこでは「児童福祉施設においては、食事の提供と食育を一体的な取組として栄養管理を行っていくことが重要である」として、個々の子どもの発育・発達に合わせ、多職種が連携して対応する必要性が指摘されている。

## 食育における保育所の位置づけ

　2005（平成17）年に国が制定した「食育基本法」をふまえて、2018（平成30）年から施行された保育所保育指針では、第3章「健康及び安全」のなかで食育の推進について、「保育所における食育は、健康な生活の基本としての『食を営む力』の育成に向け、その基礎を培うことを目標」として取り組むべきとされている。さらに実践においては食事時間に限らず、子どもが日々の生活と遊びのなかで、食にかかわる体験を積み重ねることの重要性を指摘している。適切な食習慣の形成や、食物に対する関心の育成などにおいて、保育所の果たす役割は極めて大きい。

## 2. 子どもの食生活の現状と課題

　現在のわが国においては、食糧供給不足による摂取量不足という状況は、ほとんどあり得ない。しかし、すべての子どもが理想的な食事を摂っているともいいがたい現状がある。

　子どもの食生活の現状を知るための主な調査に、「国民健康・栄養調査」「乳幼児栄養調査」などがある。

　「国民健康・栄養調査」は、厚生労働省が「国民の身体の状況、栄養素等摂取量及び生活習慣の状況を明らかにし、国民の健康の増進の総合的な推進を図るための基礎資料を得る」ことを目的として、毎年実施する調査である。調査年の国民生活基礎調査において設定された単位区から無作為抽出した約6000世帯および満1歳以上の世帯員、約1万8000人を対象としている。「乳幼児栄養調査」は「全国の乳幼児の栄養方法及び食事の状況等の実態を把握することにより、母乳育児の推進や乳幼児の食生活の改善のための基礎資料を得る」ために厚生労働省が10年周期で実施している。最近では、平成27年度に全国から抽出した6歳未満の子どものいる世帯（2992世帯）およびその子ども（3871人）を対象として母乳育児（授乳）および離乳食・幼児食の現状、子どもの生活習慣、健康状態等を調査した。

### 食事内容

　子どもの食生活や食事内容は、保護者の生活スタイルに大きな影響を受ける。米や魚介類・野菜を中心とした和食から、小麦・肉類・乳製品・油脂類などが多い洋食の割合が増加している。また、外食機会の増加だけでなく、食の外部化により、レトルト食品、インスタント食品をはじめ、調理済みの惣菜や、半調理品を利用する機会も増えている。これらの調理済み食品への過度な依存は食生活の多様性を経験する機会を損ないかねない。手づくり食品とも組み合わせた適正範囲内での使用に留意する。

　「乳幼児栄養調査（平成27年）」によれば、2歳をこえた子どもの食事について、7割近くの保護者は栄養バランスに気をつけていると回答している一方で、子どもの食事で困っていることに、「食べるのに時間がかかる」「偏食」「むら食い」などをあげる保護者が多い。また、間食として甘味食品・飲料を1日3回以上飲食する幼児の割合は減少傾向にあり、9割が1日1～2回であった。また、時間を決めて与えていることが多かった。

## 食事の摂り方

　1日3食の規則正しい食事は、健康な食生活の基本である。しかし、子どもの生活リズムが家族とともに夜型になり、就寝時間が遅く、朝の時間に余裕がないことと関連して、乳幼児の朝食の欠食率が増えていることが問題になっている。2016（平成28）年の国民健康・栄養調査による朝食の欠食率は1〜6歳の男性7.7％、女性9.4％、7〜14歳の男性5.4％、女性7.0％、15〜19歳の男性17.0％、女性11.8％であった。

　また、食事を子ども1人、またはきょうだいだけで摂る比率も増えており、家族と一緒に食事をすることによるコミュニケーションや食習慣の獲得、食文化の伝承といった重要な機会が減少することが危惧されている。

## 食の安全性

　食品の安全性といっても、明らかに有害な産業廃棄物などの汚染による公害レベルのものから、現在使用されている食品添加物の長期的な影響のような未確定のものまで、さまざまである。遺伝子組み換え食物は従来の品種改良と比べて格段に生産効率がよいものであるが、環境や人体への長期的な安全性については確認されていない。

　さらに現代では多くの食物が世界各地で生産され流通して、生産地とは遠く離れたところで消費されている。各国により農薬などの規制基準が異なる場合などは、厳密に制限することが困難となる。加工食品にいたってはさらに複雑で、規制や検査のみで品質を管理することには限界があり、生産者のモラルによるところも多いが、必ずしも信用できない場合もある。わが国のように食物の自給率が低く、輸入食物に依存している場合には、食の安全を確保することが重要な課題である。

# Step2

**演習1** 朝食欠食について、その原因や食生活全体に与える影響、解決方法について考えてみよう

## 課題

① 朝食欠食率の推移（**図表1-2**）と、それが子どもに及ぼす影響について考える。
② 朝食欠食となる背景について、保護者側の要因を考察する。
③ 朝食欠食の改善に向けて、具体的な対策について意見を出し合って考える。

### 図表1-2　朝食欠食率の推移（性・年齢階級別）

(%)

| | | 平成15年 2003 | 平成16年 2004 | 平成17年 2005 | 平成18年 2006 | 平成19年 2007 | 平成20年 2008 | 平成21年 2009 | 平成22年 2010 | 平成23年 2011 | 平成24年 2012 | 平成25年 2013 | 平成26年 2014 | 平成27年 2015 | 平成28年 2016 |
|---|---|---|---|---|---|---|---|---|---|---|---|---|---|---|---|
| 男性 | 総数 | 11.8 | 12.6 | 13.0 | 13.1 | 13.4 | 14.6 | 14.2 | 13.7 | 14.4 | 12.8 | 13.2 | 13.3 | 12.9 | 14.2 |
| | 1－6歳 | 4.4 | 5.7 | 4.4 | 7.6 | 5.3 | 5.9 | 5.9 | 5.5 | 9.0 | 6.5 | 6.1 | 4.4 | 4.4 | 7.7 |
| | 7－14歳 | 4.7 | 2.7 | 3.9 | 7.1 | 6.4 | 6.5 | 5.8 | 5.6 | 5.9 | 3.6 | 5.4 | 6.6 | 6.0 | 5.4 |
| | 15－19歳 | 14.0 | 14.2 | 18.8 | 14.6 | 13.5 | 18.4 | 15.5 | 14.5 | 8.7 | 12.3 | 15.4 | 16.2 | 12.7 | 17.0 |
| | 20－29歳 | 29.5 | 34.2 | 33.1 | 30.6 | 28.6 | 30.0 | 33.0 | 29.7 | 34.1 | 29.5 | 30.0 | 37.0 | 24.0 | 37.4 |
| | 30－39歳 | 23.0 | 25.9 | 27.1 | 22.8 | 30.1 | 27.8 | 29.2 | 27.0 | 31.5 | 25.8 | 26.4 | 29.3 | 25.6 | 26.5 |
| | 40－49歳 | 15.9 | 19.0 | 16.2 | 20.9 | 17.9 | 25.7 | 19.3 | 20.5 | 23.5 | 19.6 | 21.1 | 21.9 | 23.8 | 25.6 |
| | 50－59歳 | 10.0 | 10.6 | 11.7 | 13.1 | 11.8 | 15.2 | 12.4 | 13.7 | 15.0 | 13.1 | 17.8 | 13.4 | 16.4 | 18.0 |
| | 60－69歳 | 4.3 | 4.3 | 5.6 | 5.8 | 7.5 | 8.0 | 9.2 | 9.2 | 6.3 | 7.9 | 6.6 | 8.5 | 8.0 | 6.7 |
| | 70歳以上 | 3.1 | 4.3 | 2.8 | 2.3 | 3.5 | 4.6 | 5.0 | 4.2 | 3.7 | 3.9 | 4.1 | 3.2 | 4.2 | 3.3 |
| 女性 | 総数 | 8.5 | 8.7 | 8.7 | 8.3 | 10.1 | 11.9 | 10.1 | 10.3 | 11.1 | 9.0 | 9.9 | 10.0 | 9.6 | 10.4 |
| | 1－6歳 | 4.4 | 5.1 | 4.7 | 7.1 | 7.3 | 6.0 | 3.5 | 4.4 | 5.3 | 4.6 | 10.2 | 4.9 | 5.8 | 9.4 |
| | 7－14歳 | 3.8 | 3.4 | 2.7 | 3.4 | 6.9 | 5.1 | 6.0 | 5.2 | 5.4 | 4.5 | 7.1 | 6.3 | 2.5 | 7.0 |
| | 15－19歳 | 17.2 | 10.2 | 10.4 | 13.2 | 11.5 | 10.0 | 10.1 | 14.0 | 13.3 | 10.7 | 16.0 | 11.5 | 15.4 | 11.8 |
| | 20－29歳 | 23.6 | 22.0 | 23.5 | 22.5 | 24.9 | 26.3 | 23.2 | 28.6 | 28.8 | 22.1 | 25.4 | 23.5 | 25.3 | 23.1 |
| | 30－39歳 | 12.7 | 15.0 | 15.1 | 13.9 | 16.3 | 21.7 | 18.2 | 15.1 | 18.1 | 14.8 | 13.6 | 18.3 | 14.4 | 19.5 |
| | 40－49歳 | 7.6 | 7.9 | 10.3 | 10.9 | 12.8 | 14.8 | 12.1 | 15.2 | 16.0 | 12.1 | 12.2 | 13.5 | 13.7 | 14.9 |
| | 50－59歳 | 6.7 | 9.1 | 8.2 | 7.6 | 9.7 | 13.4 | 10.6 | 10.4 | 11.2 | 9.2 | 13.8 | 10.7 | 11.8 | 11.7 |
| | 60－69歳 | 4.5 | 2.6 | 5.5 | 4.6 | 5.1 | 8.6 | 7.3 | 5.4 | 7.6 | 6.5 | 5.2 | 7.4 | 6.7 | 6.2 |
| | 70歳以上 | 3.8 | 2.9 | 2.7 | 2.2 | 3.7 | 5.2 | 4.8 | 4.6 | 3.8 | 3.6 | 3.8 | 4.4 | 3.8 | 4.1 |

※1：「朝食欠食率」とは、調査を実施した日（任意の1日）において朝食を欠食した者の割合。
※2：欠食とは、次の3つの合計である。①食事をしなかった場合、②錠剤などによる栄養素の補給、栄養ドリンクのみの場合、③菓子、果物、乳製品、嗜好飲料などの食品のみを食べた場合。
※3：割合は全国補正値であり、単なる人数比とは異なる。
出典：国民健康・栄養調査をもとに作成。

## 進め方

① 図表1-2をもとに朝食欠食率の推移を年齢別にグラフにする。
② 朝食欠食のデメリットについて、乳幼児期だけではなく、その後の食習慣に与える影響についても考える。
③ 図表1-3などから、朝食が欠食となる乳幼児の保護者の要因について列挙する。
④ 保育所に通う子どもと、仕事をもつ保護者を想定し、1日のタイムスケジュールを作成してみる（**図表1-4**）。
⑤ グループのなかで、子どもに朝食を食べさせる余裕がない保護者役と、改善のためのアドバイスをする保育者役に分かれ、1日のタイムスケジュールをもとに、具体的な対策方法について話し合う。

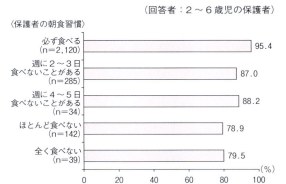

**図表1-3** 保護者の朝食習慣別 朝食を必ず食べる子どもの割合

（回答者：2～6歳児の保護者）

出典：厚生労働省「平成27年度 乳幼児栄養調査結果の概要」p.19, 2016.

## 解説

朝食欠食がさまざまな事情で避けられない場合に、次善策としてどのような対応が望ましいのか、現実に即した方法を話し合ってみよう。

**図表1-4** タイムスケジュールの記載例

| 時刻 | 子ども | 母親 | 父親 |
|---|---|---|---|
| 5:00 | | | |
| 5:30 | | | |
| 6:00 | | 起床・身支度 | |
| 6:30 | | 朝食・弁当準備 | 起床 |
| 7:00 | 起床 | | 子どもの着替え |
| 7:30 | 朝食 | 朝食 | 朝食・朝食介助 |
| 8:00 | 登園 | 朝食片づけ・洗濯 | 登園 |
| 8:30 | | 出社 | 出社 |
| 9:00 | | | |

**演習 2** 食の安全に関する問題点について、具体例をあげて現状とその対策について考えてみよう

## 課題

① 食の安全に関するトピックスについて、その背景と問題点をあげる。
② 同じような問題が、外国ではどのようになっているかを調べる。
③ 現時点での対応策について意見を出し合って考える。

## 進め方

### （1）準備するもの

食の安全に関する新聞記事など

**図表1-5** 食品安全に関する要因

| 項　　目 | 具　体　例 |
| --- | --- |
| 食品添加物 | 甘味料、着色料、保存料、増粘剤、安定剤、ゲル化剤、酸化防止剤、発色剤、漂白剤、防かび剤、香料、酸味料、調味料、乳化剤、pH調整剤、膨張剤 |
| 農薬 | 残留農薬 |
| 食中毒 | 腸炎ビブリオ、サルモネラ、腸管出血性大腸菌、カンピロバクター、黄色ブドウ球菌、ボツリヌス菌、ノロウイルス |
| 輸入食品 | 牛海綿状脳症（BSE）プリオン、柑橘類のポストハーベスト農薬（防カビ剤）、米国・カナダ・豪州の牛のホルモン剤 |
| 遺伝子組み換え食品 | 大豆、トウモロコシ、ジャガイモ |
| 放射性物質 | 放射能汚染 |
| カビ毒、自然毒 | ピーナッツ（アフラトキシン）、フグ（テトロドトキシン）、きのこ |
| 健康食品 | 特定保健用食品、サプリメント |
| その他 | カフェイン |

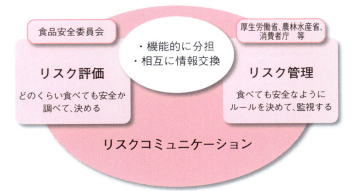

図表1-6 リスク分析

3要素（リスク管理・リスク評価・リスクコミュニケーション）

出典：内閣府「食品安全委員会2013 パンフレット」2013.

## （2）方法

① 図表1-5やWebサイト（食品安全委員会、食品安全に関する総合情報サイト、農林水産省、厚生労働省）を参考に、食の安全に関するトピックスを選び、背景と問題点について調べる。

② 解説や図表1-6を参考に、それぞれの問題について、どのようなリスク評価がなされ、どの機関がどのようにリスク管理を実施しているかについて着目して考える。

③ それぞれの問題について、外国ではどのようなリスク評価やリスク管理がされているのか調べる。

④ 調べた結果をお互いに発表し、賛成派と反対派に分かれて、意見交換をする。

## 解説

食品の安全に対する国民の不安の高まりに対して、2003（平成15）年に食品安全基本法が制定され、リスク分析という新しいしくみが導入された（図表1-6）。リスク分析とは、食品の安全確保のための規制や指導等のリスク管理を行う厚生労働省、農林水産省、消費者庁等から独立して、科学的知見に基づいてリスク評価を行う食品安全委員会を設置し、これらの機関と消費者や事業者を含めた関係者が相互に情報交換、意見交換（リスクコミュニケーション）を行うというものである。

# Step3

## 子どもの健康は妊娠中の母親の適切な食事から

　子どもの健全な発育は母親の胎内からはじまり、胎内栄養環境が悪いと出生体重が低下する。低出生体重児のなかでも、胎内での発育遅延があり在胎週数相当の体重・身長よりも少ない場合を、SGA（small-for-gestational age：不当軽量）児という。SGA児でも9割程度は出生後2、3歳までに標準体重・身長の範囲内に追いつくが、一部のSGA児はそのまま低身長となりSGA性低身長症と呼ばれる。

　日本では2500g未満の低出生体重児の頻度が、1975（昭和50）年は5.1％だったが、1990（平成2）年に6.3％、2000（平成12）年には8.6％、2005（平成17）年には9.5％と増加し、その後は横ばい傾向にある（**図表1-7**）。食糧の供給不足がない先進国において、このような傾向はわが国に特異的である。この要因としては、晩婚化による出産年齢の高齢化、生殖補助医療の発展、早産児の増加、女性の喫煙率の増加、若年女性のやせの増加、妊娠中の厳格な体重増加制限などが関与していると指摘されている。

　妊娠中の母親が適切な栄養を摂取することは、胎児の健全な発育・発達に不可欠であり、厚生労働省からも2006（平成18）年に「妊産婦のための食事バランスガイド」が発表されている。そのなかでは妊娠前から過度なやせや肥満を避け、バランスのよい食事を摂ることの重要性が指摘されている。

### 「小さく産んで、大きく育てる」とメタボになる？──DOHaD説

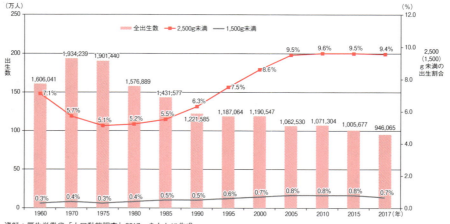

**図表1-7** 全出生数中の低出生体重児の割合の推移

資料：厚生労働省「人口動態調査」2017. をもとに作成。

以前は出産について「小さく産んで、大きく育てる」のが理想だといわれていた。周産期の医療が不十分で、分娩出産そのものが母児にとってリスクが高いものであった時代には、無事に生まれてくることが最優先された。新生児が小さめのほうが、分娩がスムーズになり危険も少ない、というわけだ。ところが周産期死亡のリスクが激減した今日においては、生まれた子どもの発育や成長して成人したあとの健康状態が問題になっている。

　成人期の疾患の発症には、遺伝子多型のような「遺伝的要因」と、生活習慣などの「環境要因」が関与していることが知られている。これらに加えて最近では、「受精時、胎児期の環境により、成人疾患の素因が形成され、その後の環境要因との相互作用により成人疾患が発症する」という「DOHaD（Developmental Origins of Health and Disease：成人病胎児期発症起源）説」が提唱されている。

　これはもともとイギリスのバーカー（Barker, D.）らが疫学調査で1921〜1925年の新生児死亡率が高かった地域では、1969〜1978年の虚血性心疾患（狭心症、心筋梗塞）による死亡率が高かったという結果を解析し、2500ｇ未満の低出生体重児は成人期に虚血性心疾患で死亡するリスクが高い、という概念を提唱したバーカー仮説からはじまる。彼らは、胎児が胎生期に低栄養環境にさらされると、器官形成の可塑性により低栄養に適応した体質を獲得し、低体重で出生するが、出生後に栄養が豊富な環境におかれると体質とのミスマッチにより、成人での肥満やメタボリックシンドロームなどの発症リスクが高まると考えた。すなわち「小さく産んで、大きく育てると、メタボになる」というのである。

　出生体重が2500ｇ未満の低出生体重児では、虚血性心疾患やメタボリックシンドロームのほかにも、2型糖尿病、本態性高血圧、脳梗塞、脂質異常症、神経発達異常などの発症リスクが高くなることが報告されている。さらに腎臓病、精神神経疾患、悪性腫瘍の一部などについても、DOHaD説が発症に関与すると考えられている。

　DOHaDのメカニズムはまだ十分には解明されていないが、エピジェネティクスというしくみが関与することが報告されている。通常の遺伝では、染色体のDNA配列によりどのような遺伝子が産生されるかが決定される。環境要因により、これらの遺伝子の産生量が調整されるのがエピジェネティクスである。最近、日本で低出生体重児の頻度が増加していることから、将来的な成人病発症リスクが上昇する可能性が危惧される。妊娠中に十分な栄養を摂取し、胎児の健全な発育を維持することが、子どもの将来にわたる健康に影響するということは極めて重要な問題である。

**参考文献**

- 厚生労働省「児童福祉施設における食事の提供ガイド」2010.
- 厚生労働省「国民健康・栄養調査」
- 厚生労働省「乳幼児栄養調査」
- 厚生労働省「授乳・離乳の支援ガイド」2007.
- 厚生労働省「保育所における食事の提供ガイドライン」2012.
- 日本小児栄養消化器肝臓学会編『小児臨床栄養学 改訂第 2 版』診断と治療社,2018.
- 村田雄二編『合併症妊娠 改訂 3 版』メディカ出版,2011.
- 福岡秀興「胎内低栄養環境が惹起するエピゲノム変化と早期介入による疾病リスク低下」『日本衛生学雑誌』第69巻第 2 号,2014.
- 「早寝早起き朝ごはん」全国協議会ホームページ（http://www.hayanehayaoki.jp/）

# 第2講

# 栄養の基本

私たちは、栄養を摂取するために、生涯、食生活を続けている。摂取した食べ物は体内でどのような手順で利用されるのか、なぜ、「何を」、「どのくらい」食べるかが大切なのか、子どもの食生活で保育者が心得ておくべきことは何か。本講では、その根拠となる栄養の基本を学ぶ。

# Step 1

## 1. 栄養とは

　食べ物と私たちの健康と生活は密接につながっている。それは、私たちの身体が食べ物でできているからであり、私たちは食べ物から得られるエネルギーで日々活動し、生活しているからである。

　『広辞苑』によると、栄養とは「生物が外界から物質を摂取し代謝してエネルギーを得、またこれを同化して成長すること。また、その摂取する物質」[*1]とある。つまり、人間に限らず多くの生物は、食べることによって必要な物質を外界から取り入れ、生命の維持、発育成長、活動、体温の保持、繁殖などの生活現象を営んでいる。このように、生活現象を営むために外界から適切な物質を取り入れて、活用することを栄養といい、その取り入れる物質を栄養素という。

## 2. 食べ物のゆくえ

### 摂取

　栄養の第1段階は食べ物を摂取することである。私たちは、当然のように食事は口から、つまり栄養は経口的に摂取するものと思っている。それは、私たちが健康であるからである。もし、嚥下障害や消化管に潰瘍や腫瘍がある場合は、消化管内に鼻からチューブを挿入したり、胃や腸に穴をあけチューブをつないで、栄養物を注入する経管栄養法がとられる。さらに、消化や吸収などの消化管機能が低下して経管栄養法も不可能な場合は、ほとんど消化が完了した状態の輸液（栄養剤）を末梢静脈や中心静脈に注入する経静脈栄養法がとられる。

### 消化・吸収

　私たちが摂取する食べ物は、ブドウ糖が数百万結合したでんぷんやアミノ酸が数百結合したたんぱく質などの高分子化合物であったり、水に溶けない脂肪であったり、そのままでは消化管を通過することができない。そこで、食べた物が消化管を流れていく間に、咀嚼や蠕動運動による物理的消化や、唾液や胃液に存在する消化酵素による化学的消化を行い、食べ物の栄養が消化管を通過できるようブドウ糖、アミノ酸、脂肪酸の形まで小さく分解する。このことを「消化」といい、消化

---

[*1] 新村出編『広辞苑 第7版』岩波書店, p.315, 2018.

## Step 1 レクチャー

### 図表2-1 栄養とは

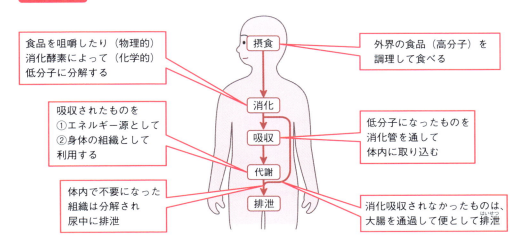

- 食品を咀嚼したり（物理的）消化酵素によって（化学的）低分子に分解する
- 吸収されたものを
  ①エネルギー源として
  ②身体の組織として
  利用する
- 体内で不要になった組織は分解され尿中に排泄
- 外界の食品（高分子）を調理して食べる
- 低分子になったものを消化管を通して体内に取り込む
- 消化吸収されなかったものは、大腸を通過して便として排泄

された低分子のものを消化管を通して体内に取り込むことを「吸収」という。

### 代謝

　吸収された栄養素は、体内で利用可能な物質になるよう代謝が繰り返される。

　体内利用の1つは身体をつくることである。吸収されたアミノ酸は、主に体内の筋肉や臓器、皮膚、髪の毛、あるいは血液や消化酵素、免疫などの組織をつくるための材料となり「生合成」される。身体の組織はすべて同じ構造ではなく、組織によってアミノ酸の種類や並び方は異なり、私たちの身体に適合したものにつくられていく。これを「同化」という。また、身体の組織は、常に同じではなく新しいアミノ酸でつくり変えられ、古くなった組織は、再び小さな単位に分解される。これを「異化」という。

　体内利用の2つ目は炭水化物、たんぱく質、脂質から生命維持と活動のためのエネルギー源をつくることである。私たちは何もしないで安静にしていても、常に心臓が動き、呼吸をし、体温を一定に保ち、脳を働かせている。このような生命の維持に欠かすことのできないエネルギーを「基礎代謝」という。それに加えて、歩いたり、スポーツをしたりすることによって、必要とされるエネルギー「活動代謝」も確保しなければならない。私たちは摂取した栄養素を分解することによってこの2つのエネルギーをつくり出している。

**排泄**

　古くなった体構成成分は再びアミノ酸に分解され、最終的には尿中に排泄される。また、栄養素は小腸でほぼ吸収されるが、消化できなかったものは吸収されず、そのまま大腸を通過し、便となって体外に排泄される。
　このように人は外界からの食べ物を摂取〜消化〜吸収〜代謝（体内利用）〜排泄という一連の過程を経て、生活現象を営んでいる。

## 3. 栄養の摂り方

　栄養素は、単一または複合の形で天然の物質に含まれている。例えば、植物油は脂質1つのみの単一で構成されている。しかし、肉はたんぱく質源の代表的なものではあるが、たんぱく質1つで構成されているのではなく、脂質、ビタミンも含まれている。また、栄養素のなかには、体内で生合成の可能な成分と不可能な成分がある。体内での生合成が不可能な成分は必須栄養素と呼ばれ、これらは生体に不足することのないよう、食事として体外から必ず取り入れなければならない。つまり、私たちは偏ることなく多種類の食品を摂ることによって、必要なすべての栄養素を摂取することができるのである（図表2-2）。
　また、生物の種によって体内に備わっている消化酵素や代謝酵素は異なる。そのため、例えば、人にとって、きのこ、海草、こんにゃくは低エネルギー食品とされている。なぜなら、きのこ、海草、こんにゃくに含まれている栄養素を消化する酵素を、人は体内にもっていないからである。これらの食品を消化する酵素をもって

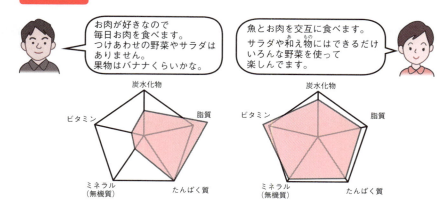

図表2-2　食品数と栄養バランス

いる種にとっては、きのこ、海草、こんにゃくもエネルギー源となる。また、人やサル、モルモットはビタミンCを体内で生合成する酵素をもっていないので、新鮮な野菜、果物からビタミンCを摂取しなければならない。一方、イヌやネコはビタミンCを体内で生合成する酵素をもっているので食べ物からビタミンCを摂らなくてもよいのである。

## 4. 子どもの栄養の特徴

成人は、身体の成長がほぼ完了しているので身体の新陳代謝を補う分の栄養を確保すればよい。

子どもはそれに対して成長と発達が著しく、成長分に使われる栄養の確保も必要となる。さらに、子どもの基礎代謝基準値（1日体重1kgあたりの基礎代謝量の目安）は成人と比較すると高い。よって、子どもは体重の割には多くの栄養を必要とするのである（図表2-3）。

また、子どもの消化吸収機能は未熟である。そこで、発達に応じた食事を提供すること、つまり、乳汁（液体）だけの食事から、半固形食、固形食へと適切に移行することも重要となる。

図表2-3　子どもと成人の体重1kgあたりの栄養量の比較

|  | 参照体重（kg） | 推定エネルギー必要量（身体活動レベルⅡ）(kcal) | | たんぱく質推奨量（g） | | カルシウム推奨量（mg） | |
| --- | --- | --- | --- | --- | --- | --- | --- |
|  |  | 1日あたり | 体重1kgあたり | 1日あたり | 体重1kgあたり | 1日あたり | 体重1kgあたり |
| 1～2歳男 | 11.5 | 950 | 82.6 | 20 | 1.74 | 450 | 39.1 |
| 18～29歳男 | 63.2 | 2,650 | 41.9 | 60 | 0.95 | 800 | 12.7 |

注1：参照体重、推定エネルギー必要量、たんぱく質とカルシウムの推奨量は「日本人の食事摂取基準2015年版」をもとに作成。
注2：体重1kgあたりの量は、1日あたりの量を参照体重で除して算出。

# Step2

### 演習1 子どもに「食べ物のゆくえ」を理解させるための絵と説明を考えよう

**課題**

① 口腔（こうくう）から肛門（こうもん）に至る消化器系の流れと各消化器の名称を理解する。
② 炭水化物、たんぱく質、脂質の三大栄養素が、消化管内のどの臓器（ぞうき）でどの消化酵素によって消化されるかを確認する。
③ 子どもが理解できるような「食べ物のゆくえ」の教材として右の図の体のなかに書き入れ、わかりやすい言葉で説明する。

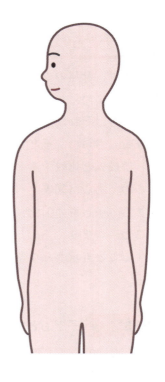

**進め方**

**(1) 準備するもの**
・図表2-4
・参考とするもの（栄養学、解剖生理学（かいぼうせいりがく）に関する参考書、食育に関する参考書、食育絵本など）

**(2) 方法**

① 消化器系と三大栄養素の消化のしくみについて理解を深める。
② ①の知識から、子どもが「食べ物のゆくえ」を理解するために必要と思われる部分を抜き出す。消化器系についてはすべての臓器を説明する必要はなく、子どもの理解につながる臓器だけを選んでよい。消化のしくみについては三大栄養素別に説明しなくとも総合的な説明でよい。
③ 子どもが親しみやすく、わかりやすい絵や文字を使って体のなかに消化器系を表す。その図表を使って「食べ物のゆくえ」のお話を考える。
　例えば、小人（こびと）になって、食べ物と一緒に口から入り、消化、吸収を経て、最後にはうんちとなって排泄（はいせつ）に至るまでの道筋（みちすじ）を探検するという設定もおもしろい。
　咀嚼（そしゃく）：「口から入った食べ物が上の歯と下の歯でかみ合わされてどんどん砕（くだ）かれていく」

⇒口腔内での消化：「よくかむと唾液（よだれ）が出てきて食べ物が溶かされていく」
⇒胃での消化：「ピューピュー液が出てきて食べ物がドロドロに溶かされていく」
⇒小腸での消化：「シャワーのように液をかけられて、もっともっと溶かされていく」
⇒小腸での吸収：「ドロドロになった食べ物から栄養が出てきて、小腸の壁を通り抜けて体のいろいろなところへ運ばれていく。そして、体をつくる材料になったり、かけっこのパワーになるんだよ」
⇒大腸で便形成：「残った食べかすがおなかをグルッと回っていくうちに、水を吸い取られてうんちになっていく」
⇒排便：「バナナうんちがスルリ、すっきり、いい気分！」

発達過程に合わせたお話や言葉づかいを工夫してみましょう。

図表2-4 三大栄養素の消化

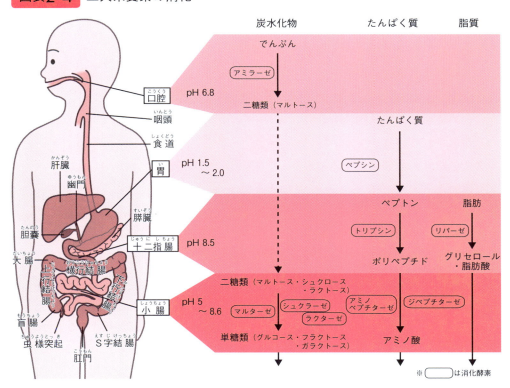

### 演習2 哺乳幼動物の発育度と乳成分の数値を比較し、「栄養は多いほどよいのか、適量はあるのか」を討論してみよう

### 課題

① 図表2-5の哺乳動物種の母乳成分を比較する。
② なぜ、母乳成分が異なるかを考える。
③ 「適切な栄養」とは、どのように考えるべきかグループで討論する。

### 進め方

**（1）準備するもの**

図表2-5

**（2）方法**

① 哺乳類は出生後一定の期間、母乳のみで成長する。言い換えれば、母乳には幼動物の成長と生命維持に必要なすべての栄養が、量質とも最適に含まれているといえる。図表2-5には人も含めて8種の哺乳動物の乳成分が示されている。まず、種によって母乳の成分が異なることを確認する。

**図表2-5 ミルクの成分組成（％）**

| 動物種 | 固形分 | 脂肪 | たんぱく質 | 乳糖 | 無機質 | 出生時の体重が2倍になるのに要する日数 |
|---|---|---|---|---|---|---|
| クジラ | 51.8 | 34.8 | 13.6 | 1.8 | 1.6 | — |
| シロクマ | 42.9 | 31.0 | 10.2 | 0.5 | 1.2 | — |
| イヌ | 21.1 | 8.6 | 7.4 | 4.1 | 1.2 | 9 |
| ブタ | 19.2 | 7.6 | 5.9 | 4.8 | 0.9 | 14 |
| ヤギ | 12.1 | 3.7 | 3.3 | 4.3 | 0.8 | 22 |
| ウシ | 12.0 | 3.8 | 3.1 | 4.4 | 0.7 | 47 |
| ウマ | 10.1 | 1.3 | 2.1 | 6.3 | 0.4 | 60 |
| ヒト | 12.0 | 3.5 | 1.1 | 7.2 | 0.2 | 180 |

出典：中澤勇二・中野覚ほか編『ミルクの先端機能』弘学出版, p27, 1998.

② 次に、出生時の体重が2倍になる期間と、たんぱく質、脂肪分、糖質、無機質の分量（％）に相関関係があるかを考える。
③ 幼動物に異種の動物の母乳を与えた場合、その動物の成長はどのような影響を受けるかを想像する。
④ 以上より、「栄養は多ければ多いほどいいのか、栄養には適量があるのか」について、グループで討論する。

# Step2 プラクティス

## 演習 3　私たちは多種類の食品によって、必要なすべての栄養素を摂取することができる。このことを次の食品の栄養成分の比較により実感してみよう

### 課題

① 食品によって含まれる栄養が異なることを認識する。
② バランスよく栄養を摂るための食品の選び方を考える。

### 進め方

**(1) 準備するもの**

図表2-6、日本食品標準成分表2015年版（七訂）

**(2) 方法**

① 図表2-6は、12種類の食品について、1回で食べる量に含まれているエネルギーと8種の栄養素の含有量を食品成分表より抜き出したものである。

② 12種の食品の栄養量を栄養素ごとに比較し、含有量の多い上位2つについて、その数値にマーカーで印をつける。

③ ②のマーカーの分布から、食品によって多く含まれる栄養素が異なることを確認する。また、大豆や卵はきわ立って多く含まれる栄養素はないが、たんぱく質、脂質、炭水化物、ミネラル（カルシウム、鉄）がまんべんなく含まれていることを確認する。

④ バランスよく栄養を摂るためには、食品をどのように選び、食することが必要かを考える。

### 図表2-6　主な食品の1回に食べる量の栄養量

| | 分量 (g) | エネルギー (kcal) | たんぱく質 (g) | 脂質 (g) | 炭水化物 (g) | カルシウム (mg) | 鉄 (mg) | ビタミンA (μg) | ビタミンB₁ (mg) | ビタミンC (mg) |
|---|---|---|---|---|---|---|---|---|---|---|
| ご飯（茶わん1膳） | 160 | 269 | 4.0 | 0.5 | 59.4 | 5 | 0.2 | 0 | 0.03 | 0 |
| 食パン（8枚切2枚） | 100 | 260 | 9.0 | 4.2 | 46.6 | 23 | 0.5 | Tr* | 0.07 | 0 |
| 豚肉（肩赤肉・生） | 100 | 125 | 20.9 | 3.8 | 0.2 | 4 | 1.1 | 3 | 0.75 | 2 |
| 魚（紅鮭,生1切） | 80 | 110 | 18.0 | 3.6 | 0.1 | 8 | 0.3 | 22 | 0.21 | Tr* |
| 牛乳 | 200 | 134 | 6.6 | 7.6 | 9.6 | 220 | 0.04 | 76 | 0.08 | 2 |
| オリーブ油 | 10 | 92 | 0.0 | 10.0 | 0.0 | Tr* | 0.0 | 2 | 0.00 | 0 |
| バター | 10 | 75 | 0.1 | 8.1 | 0.0 | 2 | 0.0 | 52 | 0.00 | 0 |
| ほうれん草（ゆで） | 70 | 18 | 1.8 | 0.4 | 2.8 | 48 | 0.6 | 315 | 0.04 | 13 |
| トマト（生,中1個） | 100 | 19 | 0.7 | 0.1 | 4.7 | 7 | 0.2 | 45 | 0.05 | 15 |
| 温州みかん（中1個） | 100 | 46 | 0.7 | 0.1 | 12.0 | 21 | 0.2 | 84 | 0.10 | 32 |
| 大豆（ゆで） | 50 | 88 | 7.4 | 4.9 | 4.2 | 40 | 1.1 | Tr* | 0.09 | Tr* |
| 卵（1個） | 50 | 76 | 6.2 | 5.2 | 0.2 | 26 | 0.9 | 75 | 0.03 | 0 |

＊Tr：微量、トレース。食品成分表の最小記載量の1/10以上含まれているが5/10未満である。

出典：文部科学省「日本食品標準成分表2015年版（七訂）」をもとに作成。

# Step 3

## 1. 人はなぜ太るのか

　自動車はガソリンをエネルギー源として動くが、人は食べ物から得られる炭水化物、たんぱく質、脂質を分解することによってエネルギーをつくっている。

　食べることによって得られるエネルギーを摂取エネルギー、活動することにより使われるエネルギーを消費エネルギーという。活動に見合った分だけ食事を摂取する（摂取エネルギー＝消費エネルギー）と、摂取エネルギーは過不足なく利用される。しかし、食事を過剰に摂取する（摂取エネルギー＞消費エネルギー）と、使われないエネルギーは脂肪の形で体内に貯蔵される。その積み重ねが肥満につながっていく。逆に活動よりも食事摂取が少ない場合（摂取エネルギー＜消費エネルギー）は、体内に貯蔵された脂肪を分解してエネルギー源として使用する。

　使われないエネルギーを排泄することができれば、私たちは肥満することはないはずである。颯田葉子によれば、使われないエネルギーを蓄えるのは、人の進化してきた環境と密接に関係しているという。「現在の私たちの多くは、明日の食べ物の心配をする必要がないほど恵まれた環境で生活している。しかし、このような生活を手に入れることができたのはつい最近の話で、ほんの数千年前までは、食物が毎日手に入る保証はなかった。日々、飢餓に直面する心配があったのだ。じつは第二次世界大戦後間もなくの日本の状態も、これと同様であったに違いない。そのような飢餓を乗り切るためには、余分なエネルギーは脂肪として体内に蓄積しエネルギーを使って生き抜かなければならない[*1]」。食べて使われなかったエネルギーは、なるべく多く吸収し、脂肪に変えてしまおうというしくみが人の体には備わってしまったのである。同様に厳しい食事制限をすると、人は、飢餓で食べ物がない

図表2-7　エネルギーを蓄える理由

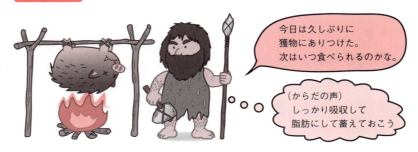

---

[*1]　颯田葉子『肥満は進化の産物か？──遺伝子進化が病気を生み出すメカニズム』化学同人, p.136, 2011.

ために食事の量が減ったのだと錯覚してしまい、食事を開始すると飢餓に備えて少しでも吸収するようはたらいてしまうのである。

## 2. 脳活動もエネルギーを必要とするのか

　生活活動や運動のためにエネルギーは必要とされるが、脳を使うときにもエネルギーが必要であり、1日120g、1時間に5gのブドウ糖を消費する。それは基礎代謝の70～80％を占め、脳は重量あたりのエネルギー消費量がどの臓器よりも多い。しかし、脳活動のエネルギー源になるのはブドウ糖のみであり、脳に蓄積されるブドウ糖は極少量のため、常にエネルギーを補給しなければならない。安定的に補給するためには、血中ブドウ糖を100mg/dLに保つ必要がある。

　朝食欠食が子どもの食生活の課題としてあげられるが、もし、朝食を欠食すると、前日の夕食から翌日の昼食まで12時間以上何も食べない状況が続き、脳活動のためのエネルギーが枯渇していく。朝食欠食の子どもからは、「授業に集中できない」「ぼんやりする」などの訴えが聞こえる。また、朝食欠食頻度と学力との関係を調査すると、朝食欠食の子どもはテストの成績が悪いとの結果が出ている。活発な脳活動を可能にするためにも朝食を摂ることの重要性が理解できるであろう。

**図表2-8** 人体の各部位におけるエネルギー消費の比較

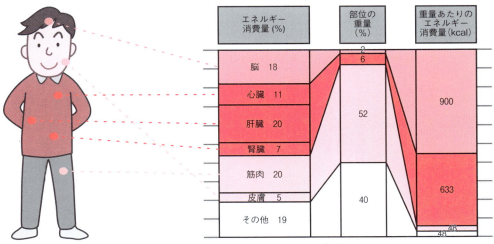

出典：田島眞「最近の食品・栄養の話題の真実」『食生活』第100巻第5号, p.91, 2006. を一部改変。

**参考文献**
- 中村丁次監『栄養の基本がわかる図解事典』成美堂出版, 2015.
- 舛重正一監『栄養のキホンがわかる本――体に役立つ!! 最新版』新星出版社, 2005.
- 堤ちはる・土井正子編著『子育て・子育ちを支援する子どもの食と栄養 第7版』萌文書林, 2018.
- 新保育士養成講座編纂委員会編『新 保育士養成講座⑧ 子どもの食と栄養 改訂3版』全国社会福祉協議会, 2018.
- 呉繁夫・廣野治子編『子どもの食と栄養――理論と演習・実習 第2版』医歯薬出版, 2014.
- 岡田正彦『人はなぜ太るのか――肥満を科学する』岩波書店, 2006.
- 高田明和『脳の栄養失調――脳とダイエットの危険な関係』講談社, 2005.
- 颯田葉子『肥満は進化の産物か?――遺伝子進化が病気を生み出すメカニズム』化学同人, 2011.
- 香川芳子監『七訂食品成分表2018』女子栄養大学出版部, 2018.

### COLUMN 身体は食べ物でできている

　成長期は、身長や体重が増え、筋肉や骨も大きくなって、食べたもので新しい組織がつくられていっていることをよく理解できる。しかし、成長が落ち着いたあとも、目には見えないが、私たちの筋肉や骨、臓器、皮膚、血液などは、常に新しい組織と古い組織を入れ替えて新陳代謝が続いている。

　新陳代謝の速度は、それぞれの組織で異なる。例えば、胃の粘膜は約3日、小腸の微絨毛は1〜2日と速やかに入れ替わるのに対し、皮膚は約28日、血液は100〜120日で入れ替わる。また、年齢によって入れ替わる速度が異なるものもあり、骨は、幼児期は約1年半、成長期は約2年未満、成人は約2年半、70歳以上は約3年で入れ替わる。一方で、神経細胞や心筋細胞などのように、生涯入れ替わらない組織もある。

　いずれにしろ、その新しい組織をつくる材料となるのは、すべて私たちが食べたものである。新陳代謝が順調に行われ、身体を健やかに保つためには、私たちは身体をつくる材料を過不足なく食事として摂取しなければならない。身体は食べ物でできていることを意識し、何をどのくらい食べればいいのかを考えよう。

（久保 薫）

# 第3講

# 栄養素の種類とはたらき

食べ物のなかには、さまざまな成分が含まれている。その成分を5種類の栄養素、炭水化物・脂質・たんぱく質・ミネラル（無機質）・ビタミンに分類し、そのはたらきを説明する。保育者として、子どもたちに正しい食育を実践するために、また、自身が生涯よい食生活を送るために必要な知識を深める。

# Step 1

## 1. 栄養素の種類とはたらき

栄養素は炭水化物、脂質、たんぱく質、ミネラル（無機質）、ビタミンの5つに分類される。そのはたらきは、①エネルギーの供給源となる、②身体の構成成分となる、③身体の機能を調整するの3つで、栄養素の種類とはたらきの関係は**図表3-1**のとおりである。

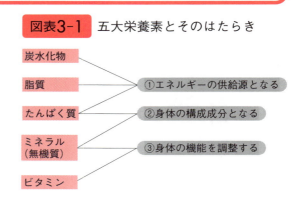

図表3-1　五大栄養素とそのはたらき

5種類の栄養素のうち、エネルギーの供給源となる炭水化物、脂質、たんぱく質を三大栄養素といい、ミネラル（無機質）、ビタミンを加えて五大栄養素という。

### 炭水化物

炭水化物は $C_m(H_2O)_n$ で表され、$C_m$ 炭素と $(H_2O)_n$ 水が合成した形をとるので、炭水化物と呼ばれている。炭水化物は糖質と食物繊維に分類され、さらに糖質は単糖類、少糖類、多糖類に分類される。

単糖類は糖質の最小単位でブドウ糖（グルコース）、果糖（フラクトース）、ガラクトースがある。

少糖類は単糖類が2個から10個程度結合したものである。単糖類が2個結合したものを二糖類といい、麦芽糖（マルトース）は水あめ、ショ糖（スクロース）は砂糖、乳糖（ラクトース）は母乳や牛乳など、食品中に多くみられ、消化しやすい。

多糖類は単糖類が数百から数千結合したものである。

でんぷんは、穀類、いも類、豆類などに多く含まれ、ブドウ糖が多数結合したものである。ブドウ

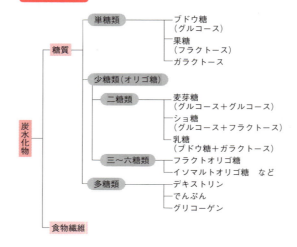

図表3-2　主な炭水化物

糖が直鎖状に結合したアミロースと分岐状に結合したアミロペクチンと構造上2種に分けられる（図表3-3）。米を例にとると、うるち米はアミロースを約20％、アミロペクチンを約80％含み、それに対してもち米はほとんどがアミロペクチンである。アミロペクチンは構造上、枝分かれし、絡み合う性質があるため、餅にすると粘りが出てくる。成分上は同じであるが、構造によって性状が異なってくる。

**図表3-3** アミロースとアミロペクチンの構造

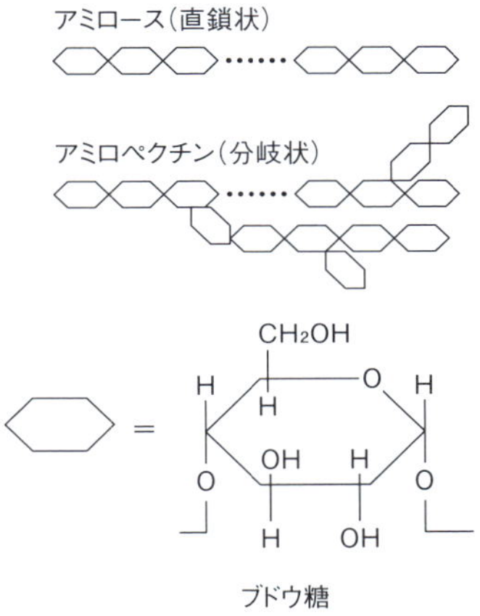

グリコーゲンは動物の肝臓や筋肉に含まれ、でんぷんと同様、ブドウ糖が多数結合したものである。人が炭水化物を食し、消化吸収し、最小単位のブドウ糖として取り込み、体内に貯蔵するときには、このグリコーゲンの形に再び結合する。

糖類は、体内でエネルギー源として利用され、糖質1gあたり4kcalのエネルギーを供給する。

消化吸収されにくい炭水化物である食物繊維やオリゴ糖はエネルギー源とならない非栄養成分である。しかし、食物繊維は便の容量を増やしたり、排便をうながして、不必要なものを体外に排泄し、生活習慣病の予防や治療に役立っている。

オリゴ糖は良質腸内細菌の増殖を促進したり、虫歯の予防に役立っている。

## 脂質

脂質は炭水化物と同様、C（炭素）、O（酸素）、H（水素）から構成され、水に溶けない性質をもつ。構造により、単純脂質、複合脂質、ステロール類に分類される。

単純脂質はグリセロールに脂肪酸が結合したものである。脂肪酸は炭素が鎖のようにつながり、末端にカルボキシル基（-COOH）が結合したもので、炭素の数や炭素間の結合状態によってさまざまな種類がある。二重結合をもつ不飽和脂肪酸の割合が多いオリーブ油や大豆油などの植物性脂肪は常温で液体であり、二重結合をもたない飽和脂肪酸の割合の多いバターやラードのような動物性脂肪は常温で固体である。

複合脂質は単純脂質にリンや糖、たんぱく質などが結合したもので、リン脂質、リポタンパク質などがある。脂質は水に溶けないので血液中ではたんぱく質と結合

してリポタンパク質の形で存在する。

　ステロール類は単純脂質や複合脂質とは異なるステロイド骨格をもったもので、コレステロールが代表的である。コレステロールは食事由来のものもあるが、肝臓でも合成される。

　エネルギー源となり、炭水化物やたんぱく質は 1 g あたり 4 kcal のエネルギーを供給するのに対し、脂質は 1 g あたり 9 kcal と効率のよいエネルギー源である。

　リン脂質やコレステロールは生体膜および神経組織の構成成分である。また、コレステロールからは胆汁酸、副腎皮質ホルモン、性ホルモンなどがステロイド合成される。

　イワシ、サンマ、サバなどの青魚の脂質に多く含まれる DHA（ドコサヘキサエン酸）、EPA（エイコサペンタエン酸）は抗動脈硬化作用や抗血栓作用がある。

## たんぱく質

　たんぱく質は、炭水化物や脂質と異なり、C（炭素）、O（酸素）、H（水素）のほか、N（窒素）から構成されている。

　たんぱく質はアミノ酸からできている。アミノ酸は二十数種類存在する。アミノ酸の構造は、炭素の 4 つの手にアミノ基（-NH$_2$）、カルボキシル基（-COOH）、水素（-H）が結合していることが条件である。残りの 1 つの手に何が結合しているかでアミノ酸の種類が特定される。

　このアミノ酸がペプチド結合（-CO・NH-）して、多数連なったものがたんぱく質である（図表3-4）。20種類のアミノ酸がどのような組み合わせで連なっていくかによって、人の筋肉や皮膚、あるいは大豆・肉・魚のたんぱく質とさまざまなたんぱく質が合成される。

　また、アミノ酸のなかで、体内で生合成されないアミノ酸を必須アミノ酸という（図表3-5）。人の必須アミノ酸は 9 種あり、これらのアミノ酸は食品から摂らなければならない。

　「良質のたんぱく質を摂りましょう。」とよくいわれるが、たんぱく質の質は「アミノ酸スコア」で表される。「アミノ酸スコア」とは人にとって必要な必須アミノ酸量に対して、その食品のもっとも不足している必須アミノ

図表3-4　たんぱく質の構造

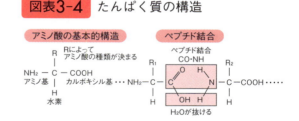

酸（第1制限アミノ酸）はどのくらいの割合かを表したものである（**図表3-6**）。このアミノ酸スコアの高い食品を良質のたんぱく質としている。卵はアミノ酸スコアが100で、人に必要な必須アミノ酸をすべて満たす食品である（**図表3-7**）。

　たんぱく質は身体をつくる主な材料となる。身体の水分を除いた重量の半分以上はたんぱく質である。筋肉、臓器のほか、毛髪、爪のケラチン、腱、骨のコラーゲン、血管もすべてたんぱく質である。酵素、ホルモン、抗体の材料にもなっている。体液の浸透圧、pH（水素イオン指数）を調節するはたらきももつ。エネルギー源にもなり、1gあたり4kcalのエネルギーを供給する。糖質および脂質の摂取量が少ないときには、身体のたんぱく質の合成をするよりもエネルギー源として優先的に利用される。

### 図表3-5　アミノ酸の種類

| 必須アミノ酸（略号） | | 非必須アミノ酸 |
|---|---|---|
| フェニルアラニン | Phe | グリシン |
| トリプトファン | Trp | アラニン |
| リジン | Lys | セリン |
| メチオニン | Met | システイン |
| イソロイシン | Ile | シスチン |
| スレオニン | Thr | チロシン |
| バリン | Val | プロリン |
| ロイシン | Leu | ヒドロキシプロリン |
|  |  | アスパラギン酸 |
| ヒスチジン | His | グルタミン酸 |
|  |  | アルギニン |

### 図表3-6　アミノ酸スコア

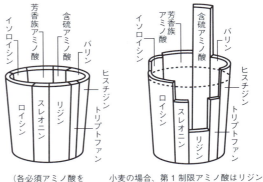

小麦の場合、第1制限アミノ酸はリジン

$$\frac{小麦のリジン量}{リジンの標準必要量} \times 100 = 42$$

小麦のアミノ酸スコアは42となる

### 図表3-7　アミノ酸スコアの例

| 食品 | アミノ酸スコア |
|---|---|
| 大豆 | 100 |
| 卵 | 100 |
| 牛乳 | 100 |
| 牛肉 | 100 |
| 豚肉 | 100 |
| 鶏肉 | 100 |
| 魚 | 100 |
| プロセスチーズ | 91 |
| さといも | 84 |
| じゃがいも | 73 |
| 精白米 | 61 |
| みかん | 50 |
| トマト | 51 |

## ミネラル（無機質）

　生体を構成する元素のうち、炭水化物、脂質、たんぱく質、水の構成元素であるC（炭素）、O（酸素）、H（水素）、N（窒素）を除く元素の総称がミネラル（無機質）である。C、O、H、Nが生体の全質量に占める割合は約96％で、その内訳はO（酸素）が65％、C（炭素）が18％、H（水素）が10％、N（窒素）が3％である。よって、ミネラルは生体の全質量の3～4％を占めている。

　人に必要とされているミネラルのうち、体内に比較的多く存在するものを多量元素といい、骨・歯の主成分であるカルシウム（Ca）、リン（P）、細胞内に存在するカリウム（K）、アミノ酸の構成成分である硫黄（S）、細胞外液に存在する塩素（Cl）、ナトリウム（Na）、マグネシウム（Mg）の7種類である。摂取量の少ないものを微量元素といい、鉄（Fe）、亜鉛（Zn）、銅（Cu）、マンガン（Mn）、ヨウ素（I）、セレン（Se）、モリブデン（Mo）、コバルト（Co）、クロム（Cr）がある。以上16種が人にとって必須のミネラルである。

　ミネラルの主なはたらきは次の4つである。

---

① 歯、骨、血液、筋肉、臓器などの身体構成成分となる
② 生理作用に必要な酵素、ホルモンなどをつくる材料となる
③ 細胞内外の浸透圧やpH（水素イオン指数）を調節する
④ 神経や筋肉の収縮の情報伝達の媒体として作用する

---

## ビタミン

　ビタミンは、脂溶性ビタミンと水溶性ビタミンに分類される。脂溶性ビタミンには、ビタミンA、D、E、Kがあり、主に肝臓に蓄積され、過剰に摂取すると過剰症を起こす。水溶性ビタミンには、ビタミンB、Cがあり、過剰に摂取しても水に溶けるので体内に蓄積されず尿中に排泄されるので過剰症は起きない。両者とも欠乏症は起こる。

　炭水化物、脂質、たんぱく質とは異なり、エネルギー源や身体構成成分にはならないが、重要な生理作用を行っており、その作用は、糖質、たんぱく質、脂質の代謝に補酵素として作用しているもの（ビタミン$B_1$）、抗酸化作用（ビタミンA、ビタミンC、ビタミンE）、止血作用（ビタミンK）などがある。体内では合成されないか、合成されても必要十分量でないため食物から摂取しなければならない。

## 2. 水分代謝

**体内の水の分布**

　体内の水分は、おおむね体重の60％を占める（図表3-8）。身体の中の水分は、細胞の中にある細胞内液が約2／3で、細胞の外にある細胞外液は残りの1／3で、細胞間や組織間、血液中の水分である。

　体内の水分量は、性や年齢、肥満度、疾患等で変化するが、ほぼ一定に保たれている。その出納も図表3-8のとおりである。供給された量とほぼ等量の水分が体外に排泄されている。体内の水分量の多い乳幼児期は、体重1kgあたりの水分量も多く、少しの水分の減少で脱水症を起こしやすい。

　水の主なはたらきは次の4つである。

| |
|---|
| ① 水は物を溶かすことで栄養の消化、吸収、物質の輸送、排泄を助ける |
| ② 汗をかくことで体温調節をする |
| ③ 浸透圧やpHを調節する |
| ④ 内臓の各器官同士、または関節の潤滑剤として作用する |

**図表3-8　体内の水分の割合**

合計約2,500mL
飲料水：約1,400mL
食物：約800mL
代謝水（栄養素をエネルギーに替えるときに出る水）：約300mL

合計約2,500mL
不感蒸泄（汗、呼吸などにふくまれる水分）：約900mL
尿：約1,500mL
便：約100mL

水分 約60％

細胞内液 約40％
細胞外液 約20％

# Step2

> 演習1　主なミネラル（無機質）の生理作用、欠乏症、供給源となる食品についてまとめてみよう

## 課題

① ミネラルの生理作用、欠乏症（けつぼうしょう）を知る。
② これらのミネラルを多く含む食品を調べる。

## 進め方

**（1）準備するもの**
　図表3-9、日本食品標準成分表2015年版（七訂）

**（2）方法**
① 図表3-9から主なミネラルの生理作用、欠乏症を知る。
② これらのミネラルを多く含む食品をインターネットで探し、さらに日本食品標準成分表2015年版（七訂）で確認する。

### 図表3-9　主なミネラルの生理作用など

| 名称 | 主なはたらき | 不足・欠乏症 |
| --- | --- | --- |
| ナトリウム（Na）塩素（Cl） | 細胞外（血中）のNaが増加すると細胞から水分を引きつけ血液を薄め、血流量が増え、高血圧となる。神経の興奮、伝達、筋肉の収縮に関与する。塩素は胃液中の塩酸として存在。 | 日常の食生活ではほとんど不足しないが、疲れやすく、意欲減退する。 |
| カリウム（K） | 細胞内液に多く分布し浸透圧を維持。過剰なナトリウムの排泄を促進し血圧を下げる。Naとともに心臓や筋肉のはたらきを調節。 | 筋力低下。不整脈、血圧上昇、心臓病や脳血管障害。 |
| カルシウム（Ca） | 骨や歯の構成成分。筋肉を収縮させて心臓の鼓動を保つ。神経の興奮を抑え精神を安定させる。血液を固め出血を防ぐ。 | くる病、骨軟化症、骨粗鬆症（こつそしょうしょう）や腰痛。神経過敏になる。高血圧や動脈硬化。 |
| マグネシウム（Mg） | 骨の構成成分。筋肉や神経細胞の興奮の調整。多くの酵素反応やエネルギー産生に関与。 | カルシウム代謝・骨形成の障がい。高血圧、不整脈、狭心症、心筋梗塞。筋肉のけいれん、こむら返り。 |
| リン（P） | 骨や歯の構成成分。核酸やATPの材料。リン脂質として細胞膜を構成。 | 不足の心配はないが骨や歯の脆弱化（ぜいじゃくか）。 |
| 鉄（Fe） | ヘモグロビンの成分として、酸素を運搬。抗酸化酵素の成分。 | 鉄欠乏性貧血。運動機能や認知機能の低下。疲れやすい。発育の遅れ。 |

出典：堤ちはる・土井正子編著『子育て・子育ちを支援する 子どもの食と栄養』萌文書林、p.46、2018.　を一部改変。

Step1 | **Step2 プラクティス** | Step3

## 演習2　主なビタミンの生理作用、欠乏症、供給源となる食品についてまとめてみよう

**課題**

① ビタミンの生理作用、欠乏症を知る。
② これらのビタミンを多く含む食品を調べる。

**進め方**

（1）準備するもの

　図表3-10、日本食品標準成分表2015年版（七訂）

（2）方法

① 図表3-10から主なビタミンの生理作用、欠乏症を知る。
② これらのビタミンを多く含む食品をインターネットで探し、さらに日本食品標準成分表2015年版（七訂）で確認する。

**図表3-10**　主なビタミンの生理作用など

| | 名称 | 主なはたらき | 不足・欠乏症 |
|---|---|---|---|
| 脂溶性ビタミン | ビタミンA | 皮膚や目・鼻・のど・胃腸等の粘膜を正常に保ち、免疫力を維持。ロドプシンの主成分となり暗所でものを見ることを助ける。強い抗酸化力をもつβ-カロテンは、体内でビタミンAに変わる。 | 胎児や小児の発育阻害。感染症にかかりやすい。暗闇での暗調応が低下し夜盲症に。乳児の角膜乾燥症。皮膚の乾燥、肥厚、角質化。 |
| | ビタミンD | カルシウム、リンの腸管からの吸収を促進し骨へ沈着させ、骨形成と成長を促進。皮膚の前駆体プロビタミンDは紫外線照射によりビタミンDとなる。 | 小児ではくる病。大人は骨の軟化、骨粗鬆症。 |
| | ビタミンE | 抗酸化力が強く、過酸化脂質の生成を抑える。コレステロールの酸化を予防し動脈硬化を防ぐ。血行促進。性ホルモン生成。 | 細胞膜の変質。冷え症や肩こりなどの血行障がい。女性不妊、肌のしみ。通常の食品摂取で欠乏症や過剰症は示さない。 |
| 水溶性ビタミン | ビタミン$B_1$ | 糖質代謝を促進し、疲労物質乳酸の蓄積を防ぐ。またアミノ酸代謝にも関与。神経細胞内に存在し、神経を正常に保つ。 | 疲労感（夏バテ）、脚気、食欲不振、多発性神経炎、腱反射の減退、ウェルニッケ脳症。 |
| | ビタミン$B_2$ | 三大栄養素のエネルギー代謝の補酵素。特に脂質代謝に必要。成長の促進、皮膚・爪・髪の細胞新生に必要。過酸化脂質を分解し老化防止。 | 成長障がい。口内炎、口角炎、舌炎、脂漏性皮膚炎。眼精疲労、目の充血。 |
| | ビタミンC | 皮膚や細胞のコラーゲンの生成。免疫力を上げ、ストレスに抵抗。鉄の吸収促進。活性酸素を消去して細胞を保護する抗酸化力が強い。 | 血管がもろくなり歯茎や皮下の出血する壊血病。免疫力の低下。メラニン色素の沈着。子どもの骨の発育不全。 |

出典：堤ちはる・土井正子編著『子育て・子育ちを支援する 子どもの食と栄養』萌文書林, p.45, 2018. を一部改変。

# Step3

## 1. カルシウム（Ca）とピークボーンマスについて

　カルシウムは、体内にもっとも多く存在するミネラルで、体重の1〜2％を占める。体内のカルシウムの99％は骨や歯に存在し、残りの1％は血液や筋肉に存在する。骨のカルシウムは骨吸収と骨形成を繰り返し、常につくり変えられている。破骨細胞が古い骨を削り、骨の中のカルシウムを血液中に吸収することを骨吸収といい、削られた骨に骨芽細胞が集まり、カルシウムをくっつけて新しい骨をつくることを骨形成という。

　骨形成をうまく進めるためには、充分なカルシウムを摂取することはもちろんであるが、その他にいくつかの条件が必要となる。その1つは食事からビタミンDを摂取し、日光浴により体内で活性化させることである。活性型ビタミンDが骨形成を促進する。2つ目は運動で、同じく骨形成を促進する。3つ目はエストロゲンというホルモンで、これは骨吸収を抑制する。これらの条件がそろって丈夫な骨がつくられる。

　図表3-11は、加齢による骨量の変化を示したものである。骨量がもっとも高くなるのは20〜40歳の時期である。この時期の骨量を最大骨量（ピークボーンマス）といい、この時期を過ぎると徐々に骨量は減少していく。特に女性は50歳前後から著しく骨量が減少する。これは女性の閉経の時期に一致し、ホルモンのバランスが変化し、エストロゲンの分泌が減少することによって起きる現象である。骨密度が70％未満になると骨粗鬆症のリスクが高くなり骨折しやすい状態となる。若い

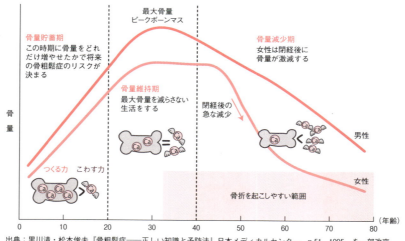

**図表3-11** 加齢による骨量の変化

出典：黒川清・松本俊夫『骨粗鬆症——正しい知識と予防法』日本メディカルセンター，p.51, 1995. を一部改変。

ときから骨にカルシウムを蓄え、できるだけ最大骨量を高く維持することで、骨粗鬆症の発症を遅らせることができる。

## 2. 機能性成分について

　ビタミンやミネラル、食物繊維以外にも、身体の生理的機能を活性化させる「機能性成分」が注目を集めている。野菜や果物などの植物性食品に含まれており、非栄養性の物質で、「フィトケミカル」とも呼ばれている。代表的なものとしてポリフェノールがあげられる。ほかには、カロテン類、テルペン類、イオウ化合物、β-グルカンなどが認められている。

　ほとんどのフィトケミカルは、生活習慣病や老化を防いでくれる（図表3-12）。がんや老化、動脈硬化に深くかかわる酸化反応の元凶が活性酸素であり、呼吸で取り込んだ酸素が燃焼する過程で生じ、強い酸化力をもつ。ストレス、過労、喫煙などで過剰に発生し、細胞はさびついたり、傷つけられる。フィトケミカルはビタミンA、E、Cと同じように、酸化生成物を無害化し、損傷した細胞を修復し、強い抗酸化力をもっていて、免疫力を高めるといわれている。

　代表的な成分であるポリフェノールには、アントシアニン（ブルーベリー、赤ワインなど）、カテキン（緑茶など）、カカオマスポリフェノール（ココア、チョコレートなど）、ルチン（そば）などがあり、抗酸化作用のほかに種類によって独自の機能をもっている。

　フィトケミカルはどれか1つの成分をサプリメントで摂るよりも、複数のフィトケミカルやビタミン類を含む多種類の食品を組み合わせて摂るほうが効果的である。

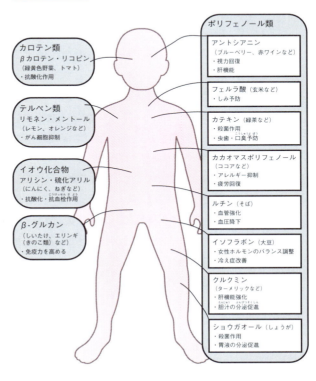

図表3-12　フィトケミカルの種類とはたらき

カロテン類
βカロテン・リコピン
（緑黄色野菜、トマト）
・抗酸化作用

テルペン類
リモネン・メントール
（レモン、オレンジなど）
・がん細胞抑制

イオウ化合物
アリシン・硫化アリル
（にんにく、ねぎなど）
・抗酸化・抗血栓作用

β-グルカン
（しいたけ、エリンギ
（きのこ類）など）
・免疫力を高める

ポリフェノール類

アントシアニン
（ブルーベリー、赤ワインなど）
・視力回復
・肝機能

フェルラ酸（玄米など）
・しみ予防

カテキン（緑茶など）
・殺菌作用
・虫歯・口臭予防

カカオマスポリフェノール
（ココアなど）
・アレルギー抑制
・疲労回復

ルチン（そば）
・血管強化
・血圧降下

イソフラボン（大豆）
・女性ホルモンのバランス調整
・冷え症改善

クルクミン
（ターメリックなど）
・肝機能強化
・胆汁の分泌促進

ショウガオール（しょうが）
・殺菌作用
・胃液の分泌促進

**参考文献**
- 中村丁次監『栄養の基本がわかる図解事典』成美堂出版，2015.
- 舛重正一監『栄養のキホンがわかる本――体に役立つ!! 最新版』新星出版社，2005.
- 堤ちはる・土井正子編著『子育て・子育ちを支援する子どもの食と栄養 第7版』萌文書林，2018.
- 呉繁夫・廣野治子編『子どもの食と栄養――理論と演習・実習 第2版』医歯薬出版，2014.

---

### COLUMN　よい食生活を長く続ける秘訣(ひけつ)

　子どもの食育でよく使われる「赤・黄・緑の3色食品群」は、栄養素のはたらきを「赤―血液や肉をつくる」、「黄―力や体温になる」、「緑―体の調子を整える」の3つとし、さらに、それぞれのはたらきをする食品は何であるかを示したものである。子どもたちは、理解が進むにつれて、食事のなかに、赤・黄・緑のはたらきをもつ食品が入っているかを確かめ、すべてそろっていれば、よい食事であると判断できるようになる。食育を担う保育士は、赤・黄・緑の食品の分類を正しく理解し、子どもたちに伝えていかなければならない。

　しかし、分類が難しい食品も出てくる。

　例えば、アボカドは、食品成分表では果実類となっており、野菜・果実類は、3色食品群では「緑」に分類される。しかし、アボカドの成分は、100gあたり、エネルギー187kcal、脂質18.7gで、一般的な果実の成分（平成22年国民健康・栄養調査の食品群別荷重平均成分表によれば、エネルギー61kcal、脂質0.2g）と著しく異なり、むしろ、エネルギー源として「黄」に近いはたらきをもっている。

　また、藻類は、「赤」のはたらきと「緑」のはたらきを両方もっている。藻類は、100gあたりカルシウム100mg、鉄1.8mgで体をつくる成分が豊富であり、この観点からは「赤」と分類される。しかし、食物繊維も豊富で、体の調子を整える成分も含むので、「緑」とも分類されるのである。

　食品を正確に分類することは極めて難しい。ましてや、毎食ごとに完璧な栄養バランスをとることは、もっと難しいことだろう。

　日々、できるだけ多種類の「赤」「黄」「緑」の食品を摂取することで、総合的に栄養のバランスをとることを心がけてみよう。また、1食ごとにバランスをとることも理想ではあるが、1日単位、あるいは1週間単位で平均してバランスがとれていることもよしとしよう。これもよい食生活を楽しみながら長く続ける秘訣(ひけつ)かもしれない。

（久保　薫）

# 第4講

# 日本人の食生活の目標

日本人の食生活の目標を、栄養量で表した「日本人の食事摂取基準」、料理の組み合わせで表した「食事バランスガイド」、食生活のあり方で表した「食生活指針」から理解する。あわせて、日本人の食生活の課題を知り、自身の食生活を重ね合わせ、改善につなげるとともに、日本人の健康増進のために保育者として貢献できることを探る。

# Step 1

## 1. 日本人の食事摂取基準

### 概要

　食事摂取基準とは、健康な個人または集団を対象として国民の健康の保持・増進、生活習慣病の予防のために参照するエネルギーおよび栄養素の摂取量の基準を示すものである。「日本人の食事摂取基準（2015年版）」は2015（平成27）年4月から2020（平成32）年3月末までの5年間使用する。

　食事摂取基準は科学的根拠に基づき、確率論的な考え方で策定されている。なぜなら、同一性、同一年齢でも、個々によって消化吸収率、体内での利用効率が異なるため、適量を1つの数値だけでは表せないからである。

### 推定エネルギー必要量

　健康の保持・増進、生活習慣病予防の観点から、望ましいBMIを維持するエネルギー摂取量（＝エネルギー消費量）を基準とすることが重要である。「日本人の食事摂取基準（2015年版）」では、エネルギーの摂取量および消費量のバランス（エネルギー収支のバランス）の維持を示す指標として、BMIが採用された（**図表4-**

#### 図表4-1　推定エネルギー必要量

(kcal/日)

| 性別 | 男性 | | | 女性 | | |
|---|---|---|---|---|---|---|
| 身体活動レベル[*1] | Ⅰ | Ⅱ | Ⅲ | Ⅰ | Ⅱ | Ⅲ |
| 0～5（月） | — | 550 | — | — | 500 | — |
| 6～8（月） | — | 650 | — | — | 600 | — |
| 9～11（月） | — | 700 | — | — | 650 | — |
| 1～2（歳） | — | 950 | — | — | 900 | — |
| 3～5（歳） | — | 1,300 | — | — | 1,250 | — |
| 6～7（歳） | 1,350 | 1,550 | 1,750 | 1,250 | 1,450 | 1,650 |
| 8～9（歳） | 1,600 | 1,850 | 2,100 | 1,500 | 1,700 | 1,900 |
| 10～11（歳） | 1,950 | 2,250 | 2,500 | 1,850 | 2,100 | 2,350 |
| 12～14（歳） | 2,300 | 2,600 | 2,900 | 2,150 | 2,400 | 2,700 |
| 15～17（歳） | 2,500 | 2,850 | 3,150 | 2,050 | 2,300 | 2,550 |
| 18～29（歳） | 2,300 | 2,650 | 3,050 | 1,650 | 1,950 | 2,200 |
| 30～49（歳） | 2,300 | 2,650 | 3,050 | 1,750 | 2,000 | 2,300 |
| 50～69（歳） | 2,100 | 2,450 | 2,800 | 1,650 | 1,900 | 2,200 |
| 70以上（歳）[*2] | 1,850 | 2,200 | 2,500 | 1,500 | 1,750 | 2,000 |
| 妊婦（付加量）[*3]　初期 | | | | +50 | +50 | +50 |
| 　　　　　　　　　中期 | | | | +250 | +250 | +250 |
| 　　　　　　　　　後期 | | | | +450 | +450 | +450 |
| 授乳婦（付加量） | | | | +350 | +350 | +350 |

[*1] 身体活動レベルは、低い、ふつう、高いの3つのレベルとして、それぞれⅠ、Ⅱ、Ⅲで示した（図表4-2参照）。
[*2] 主として70～75歳ならびに自由な生活を営んでいる対象者に基づく報告から算定した。
[*3] 妊婦個々の体格や妊娠中の体重増加量、胎児の発育状況の評価を行うことが必要である。
注1：活用に当たっては、食事の摂取状況のアセスメント、体重およびBMIの把握を行い、エネルギーの過不足は、体重の変化またはBMIを用いて評価すること。
注2：身体活動レベルⅠの場合、少ないエネルギー消費量に見合った少ないエネルギー摂取量を維持することになるため、健康の保持・増進の観点からは、身体活動量を増加させる必要があること。

#### 目標とするBMIの範囲（18歳以上）[*1,2]

| 年齢（歳） | 目標とするBMI（kg/㎡） |
|---|---|
| 18～49 | 18.5～24.9 |
| 50～69 | 20.0～24.9 |
| 70以上 | 21.5～24.9[*3] |

[*1] 男女共通。あくまでも参考として使用すべきである。
[*2] 観察疫学研究において報告された総死亡率が最も低かったBMIをもとに、疾患別の発症率とBMIとの関連、死因とBMIとの関連、日本人のBMIの実態に配慮し、総合的に判断し目標とする範囲を設定。
[*3] 70歳以上では、総死亡率が最も低かったBMIと実態との乖離が見られるため、虚弱の予防および生活習慣病の予防の両者に配慮する必要があることも踏まえ、当面目標とするBMIの範囲を21.5～24.9kg/㎡とした。

資料：厚生労働省「日本人の食事摂取基準 2015年版」2014.

### 図表4-2 身体活動レベル別にみた活動内容と活動時間の代表例

| 身体活動レベル[1] | 低い（Ⅰ）<br>1.50<br>(1.40～1.60) | ふつう（Ⅱ）<br>1.75<br>(1.60～1.90) | 高い（Ⅲ）<br>2.00<br>(1.90～2.20) |
|---|---|---|---|
| 日常生活の内容[2] | 生活の大部分が座位で、静的な活動が中心の場合 | 座位中心の仕事だが、職場内での移動や立位での作業・接客等、あるいは通勤・買い物・家事、軽いスポーツ等のいずれかを含む場合 | 移動や立位の多い仕事への従事者、あるいは、スポーツ等余暇における活発な運動習慣をもっている場合 |
| 中程度の強度（3.0～5.9メッツ）の身体活動の1日当たりの合計時間（時間／日）[3] | 1.65 | 2.06 | 2.53 |
| 仕事での1日当たりの合計歩行時間（時間／日）[3] | 0.25 | 0.54 | 1.00 |

[1] 代表値。（ ）内はおよその範囲。
[2] Black, et al.、Ishikawa-Takata, et al. を参考に、身体活動レベル（PAL）に及ぼす職業の影響が大きいことを考慮して作成。
[3] Ishikawa-Takata, et al. による。

資料：厚生労働省「日本人の食事摂取基準 2015年版」2014。

1）。エネルギー摂取量とエネルギー消費量が等しいとき、体重の変化はなく、健康的な体格（BMI）が保たれる。

対象者のエネルギー必要量は、年齢区分、性別のほかに、身体活動レベルにより定められている。身体活動レベルは、低い（Ⅰ）、ふつう（Ⅱ）、高い（Ⅲ）に分類され、自分の身体活動がいちばん近いレベルのエネルギー必要量を目安にする。小児、妊婦、授乳婦のエネルギー必要量には、良好な健康状態を維持する組織沈着（小児期の成長分、妊娠期の胎児の成長分）、母乳分泌量に見合ったエネルギー量を含む。妊婦、授乳婦のエネルギー必要量は、非妊時のエネルギー必要量に、付加量を加えた数値となっている。

## 栄養素の指標

栄養素については、健康の維持・増進と欠乏症予防のために「推定平均必要量」「推奨量」あるいは「目安量」、過剰摂取による健康障害を防ぐために「耐容上限量」を設定した（図表4-3）。さらに、生活習慣病の一次予防を目的として食事摂取基準（図表4-4）を設定する必要のある栄養素については「目標量」を設定した。

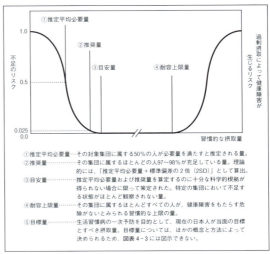

### 図表4-3 食事摂取基準の各指標を理解するための概念図

①推定平均必要量……その対象集団に属する50％の人が必要量を満たすと推定される量。
②推奨量……その集団に属するほとんどの人97～98％が充足している量。理論的には、「推定平均必要量＋標準偏差の2倍（2SD）」として算出。
③目安量……推定平均必要量および推奨量を算定するのに十分な科学的根拠が得られない場合に限って策定された。特定の集団において不足する状態がほとんど観察されない量。
④耐容上限量……その集団に属するほとんどすべての人が、健康障害をもたらす危険がないとみられる習慣的な上限の量。
⑤目標量……生活習慣病の一次予防を目的として、現在の日本人が当面の目標とすべき摂取量。目標量については、ほかの概念と方法によって決められるため、図表4-3には図示できない。

資料：厚生労働省「日本人の食事摂取基準 2015年版」2014。

## 図表4-4 日本人の食事摂取基準

### エネルギー産生栄養素バランス
（％エネルギー）

| 年齢等 | 目標量[*1]（中央値[*2]）（男女共通） | | | |
|---|---|---|---|---|
| | たんぱく質 | 脂質[*3] | | 炭水化物[*4,*5] |
| | | 脂質 | 飽和脂肪酸 | |
| 0～11（月） | — | — | — | — |
| 1～17（歳） | 13～20（16.5） | 20～30（25） | — | 50～65（57.5） |
| 18～69（歳） | 13～20（16.5） | 20～30（25） | 7以下 | 50～65（57.5） |
| 70以上（歳） | 13～20（16.5） | 20～30（25） | 7以下 | 50～65（57.5） |

*1 各栄養素の範囲については、おおむねの値を示したものであり、生活習慣病の予防や高齢者の虚弱の予防の観点からは、弾力的に運用すること。
*2 中央値は、範囲の中央値を示したものであり、最も望ましい値を示すものではない。
*3 脂質については、その構成成分である飽和脂肪酸など、質への配慮を十分に行う必要がある。
*4 アルコールを含む。ただし、アルコールへの摂取を勧めるものではない。
*5 食物繊維の目標量を十分に注意すること。

### たんぱく質
（推定平均必要量、推奨量、目安量：g／日、目標量（中央値）：％エネルギー）

| 性別 | 男性 | | | | 女性 | | | |
|---|---|---|---|---|---|---|---|---|
| 年齢等 | 推定平均必要量 | 推奨量 | 目安量 | 目標量[*1]（中央値[*2]） | 推定平均必要量 | 推奨量 | 目安量 | 目標量[*1]（中央値[*2]） |
| 0～5（月） | — | — | 10 | — | — | — | 10 | — |
| 6～8（月） | — | — | 15 | — | — | — | 15 | — |
| 9～11（月） | — | — | 25 | — | — | — | 25 | — |
| 1～2（歳） | 15 | 20 | — | 13～20（16.5） | 15 | 20 | — | 13～20（16.5） |
| 3～5（歳） | 20 | 25 | — | 13～20（16.5） | 20 | 25 | — | 13～20（16.5） |
| 6～7（歳） | 25 | 35 | — | 13～20（16.5） | 25 | 30 | — | 13～20（16.5） |
| 8～9（歳） | 35 | 40 | — | 13～20（16.5） | 30 | 40 | — | 13～20（16.5） |
| 10～11（歳） | 40 | 50 | — | 13～20（16.5） | 40 | 50 | — | 13～20（16.5） |
| 12～14（歳） | 50 | 60 | — | 13～20（16.5） | 45 | 55 | — | 13～20（16.5） |
| 15～17（歳） | 50 | 65 | — | 13～20（16.5） | 45 | 55 | — | 13～20（16.5） |
| 18～29（歳） | 50 | 60 | — | 13～20（16.5） | 40 | 50 | — | 13～20（16.5） |
| 30～49（歳） | 50 | 60 | — | 13～20（16.5） | 40 | 50 | — | 13～20（16.5） |
| 50～69（歳） | 50 | 60 | — | 13～20（16.5） | 40 | 50 | — | 13～20（16.5） |
| 70以上（歳） | 50 | 60 | — | 13～20（16.5） | 40 | 50 | — | 13～20（16.5） |
| 妊婦（付加量）初期 | | | | | +0 | +0 | — | — |
| 中期 | | | | | +5 | +10 | — | — |
| 後期 | | | | | +20 | +25 | — | — |
| 授乳婦（付加量） | | | | | +15 | +20 | — | — |

注 乳児の目安量は、母乳栄養児の値である。
*1 範囲については、おおむねの値を示したものである。
*2 中央値は、範囲の中央値を示したものであり、最も望ましい値を示すものではない。

### 脂質
（脂質の総エネルギーに占める割合（脂肪エネルギー比率）：％エネルギー）

| 性別 | 男性 | | 女性 | |
|---|---|---|---|---|
| 年齢等 | 目安量 | 目標量[*1]（中央値[*2]） | 目安量 | 目標量[*1]（中央値[*2]） |
| 0～5（月） | 50 | — | 50 | — |
| 6～11（月） | 40 | — | 40 | — |
| 1～2（歳） | — | 20～30（25） | — | 20～30（25） |
| 3～5（歳） | — | 20～30（25） | — | 20～30（25） |
| 6～7（歳） | — | 20～30（25） | — | 20～30（25） |
| 8～9（歳） | — | 20～30（25） | — | 20～30（25） |
| 10～11（歳） | — | 20～30（25） | — | 20～30（25） |
| 12～14（歳） | — | 20～30（25） | — | 20～30（25） |
| 15～17（歳） | — | 20～30（25） | — | 20～30（25） |
| 18～29（歳） | — | 20～30（25） | — | 20～30（25） |
| 30～49（歳） | — | 20～30（25） | — | 20～30（25） |
| 50～69（歳） | — | 20～30（25） | — | 20～30（25） |
| 70以上（歳） | — | 20～30（25） | — | 20～30（25） |
| 妊婦 | | | — | — |
| 授乳婦 | | | — | — |

注 乳児の目安量は、母乳栄養児の値である。
*1 範囲については、おおむねの値を示したものである。
*2 中央値は、範囲の中央値を示したものであり、最も望ましい値を示すものではない。

### 炭水化物
（％エネルギー）

| 性別 | 男性 | | 女性 | |
|---|---|---|---|---|
| 年齢等 | 目標量[*1,*2]（中央値[*3]） | | 目標量[*1,*2]（中央値[*3]） | |
| 0～5（月） | — | | — | |
| 6～11（月） | — | | — | |
| 1～2（歳） | 50～65（57.5） | | 50～65（57.5） | |
| 3～5（歳） | 50～65（57.5） | | 50～65（57.5） | |
| 6～7（歳） | 50～65（57.5） | | 50～65（57.5） | |
| 8～9（歳） | 50～65（57.5） | | 50～65（57.5） | |
| 10～11（歳） | 50～65（57.5） | | 50～65（57.5） | |
| 12～14（歳） | 50～65（57.5） | | 50～65（57.5） | |
| 15～17（歳） | 50～65（57.5） | | 50～65（57.5） | |
| 18～29（歳） | 50～65（57.5） | | 50～65（57.5） | |
| 30～49（歳） | 50～65（57.5） | | 50～65（57.5） | |
| 50～69（歳） | 50～65（57.5） | | 50～65（57.5） | |
| 70以上（歳） | 50～65（57.5） | | 50～65（57.5） | |
| 妊婦 | | | — | |
| 授乳婦 | | | — | |

*1 範囲については、おおむねの値を示したものである。
*2 アルコールを含む。ただし、アルコールへの摂取を勧めるものではない。
*3 中央値は、範囲の中央値を示したものであり、最も望ましい値を示すものではない。

### 食物繊維
（g／日）

| 性別 | 男性 | 女性 |
|---|---|---|
| 年齢等 | 目標量 | 目標量 |
| 0～5（月） | — | — |
| 6～11（月） | — | — |
| 1～2（歳） | — | — |
| 3～5（歳） | — | — |
| 6～7（歳） | 11以上 | 10以上 |
| 8～9（歳） | 12以上 | 12以上 |
| 10～11（歳） | 13以上 | 13以上 |
| 12～14（歳） | 17以上 | 16以上 |
| 15～17（歳） | 19以上 | 17以上 |
| 18～29（歳） | 20以上 | 18以上 |
| 30～49（歳） | 20以上 | 18以上 |
| 50～69（歳） | 20以上 | 18以上 |
| 70以上（歳） | 19以上 | 17以上 |
| 妊婦 | | — |
| 授乳婦 | | — |

資料：厚生労働省「日本人の食事摂取基準 2015年版」2014.

## 2. 食事バランスガイド

**何をどれだけ食べたらよいか**

「食事バランスガイド」（図表4-5）は、1日に「何を」「どれだけ」食べたらよいかを、コマのイラストでわかりやすく示したものである。

「何を」「どれだけ」を表す方法としては、エネルギー○kcal、たんぱく質○gと栄養量で表す方法や、食品群別に、ごはん○g、いも類○gと表す方法もあるが、食品成分表を使って計算したり、食品の摂取量を計測しなくてはならず、面倒であった。しかし、この食事バランスガイドは、料理を「主食」「副菜」「主菜」「牛乳・乳製品」「果物」の5つに分類し、1つ、2つ……、と数えていくだけなので、専門知識がない人でも自分の食生活を見直すことが容易である。年齢、性別、生活活動状況によって、いくつ摂ればよいかの目安は異なる。

図表4-5 食事バランスガイド

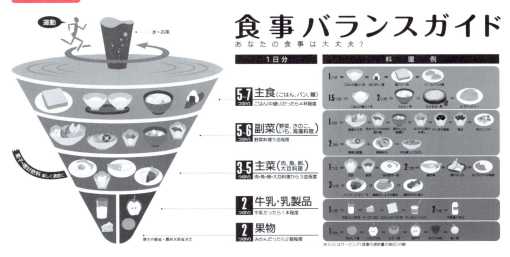

**コマのしくみ**

「食事バランスガイド」（**図表4-5**）の左のコマのイラストは多く摂らなければならない順に、1段目「主食」、2段目「副菜」、3段目「主菜」、4段目は「牛乳・乳製品」「果物」に2分されている。コマのヒモは、菓子・嗜好飲料を表し、楽しく適度に摂るように、コマの軸には水分を十分に摂るように表されている。コマの上には人が走っている姿を表し、食生活以外にも適度な運動を実行することで、はじめてコマが順調に回転するようになっている。1日分の料理数を分類ごとにあてはめ、「主食」「副菜」「主菜」「牛乳・乳製品」「果物」の料理数が、多すぎたり少なすぎたりすると、コマがバランスをくずして回転ができなくなることを教え、食生活を見直すきっかけとして活用されることが期待されている。

## 3. 食生活指針

がん、心臓病、脳卒中、糖尿病などの生活習慣病の増加が、国民の大きな健康問題となっている。これらの疾病は、食事、運動、休養などの生活習慣と密接な関連がある。また、食生活のあり方は食料自給率にも大きな影響を与え、食べ残しや食品の廃棄は地球規模での資源の有効活用や環境問題にも関係している。つまり、個々人のライフスタイルが多様化する現状にあって、食生活をめぐる問題は、健康や栄養状態、栄養素（食物）をどれだけ摂るかということにとどまらず、食行動、さらには食料の安全・安定供給、食料資源の問題など、幅広いものになっている。

これらの諸問題を解決するためには、国民一人ひとりが主体的に毎日の食生活の見直しに取り組むとともに、関係機関などがその方向性を共有しつつ、食生活の見直しを支援する環境づくりを進める必要がある。

こうした状況をふまえ、文部科学省、厚生労働省および農林水産省が連携して、2000（平成12）年12月、10項目からなる「食生活指針」（**図表4-6**）を策定し、2016（平成28）年6月には一部改正されている。食料生産・流通から食卓、健康へと幅広く食生活全体を視野に入れたものとされていることが大きな特徴である。

## 図表4-6　食生活指針

| | |
|---|---|
| **食事を楽しみましょう**<br>・毎日の食事で、健康寿命をのばしましょう<br>・おいしい食事を、味わいながらゆっくりよく噛んで食べましょう<br>・家族の団らんや人との交流を大切に、また、食事づくりに参加しましょう | **食塩は控えめに、脂肪は質と量を考えて**<br>・食塩の多い食品や料理を控えめにしましょう。食塩摂取量の目標値は、男性で1日8g未満、女性で7g未満とされています<br>・動物、植物、魚由来の脂肪をバランスよくとりましょう<br>・栄養成分表示を見て、食品や外食を選ぶ習慣を身につけましょう |
| **1日の食事のリズムから、健やかな生活リズムを**<br>・朝食で、いきいきした1日を始めましょう<br>・夜食や間食はとりすぎないようにしましょう<br>・飲酒はほどほどにしましょう | **適度な運動とバランスのよい食事で、適正体重の維持を**<br>・普段から体重を量り、食事量に気をつけましょう<br>・普段から意識して身体を動かすようにしましょう<br>・無理な減量はやめましょう<br>・特に若年女性のやせ、高齢者の低栄養にも気をつけましょう |
| **主食、主菜、副菜を基本に、食事のバランスを**<br>・多様な食品を組み合わせましょう<br>・調理方法が偏らないようにしましょう<br>・手作りと外食や加工食品・調理食品を上手に組み合わせましょう | **日本の食文化や地域の産物を活かし、郷土の味の継承を**<br>・「和食」をはじめとした日本の食文化を大切にして、日々の食生活に活かしましょう<br>・地域の産物や旬の素材を使うとともに、行事食を取り入れながら、自然の恵みや四季の変化を楽しみましょう<br>・食材に関する知識や調理技術を身につけましょう<br>・地域や家庭で受け継がれてきた料理や作法を伝えていきましょう |
| **ごはんなどの穀類をしっかりと**<br>・穀類を毎食とって、糖質からのエネルギー摂取を適正に保ちましょう<br>・日本の気候・風土に適している米などの穀類を利用しましょう | **食料資源を大切に、無駄や廃棄の少ない食生活を**<br>・まだ食べられるのに廃棄されている食品ロスを減らしましょう<br>・調理や保存を上手にして、食べ残しのない適量を心がけましょう<br>・賞味期限や消費期限を考えて利用しましょう |
| **野菜・果物、牛乳・乳製品、豆類、魚なども組み合わせて**<br>・たっぷり野菜と毎日の果物で、ビタミン、ミネラル、食物繊維をとりましょう<br>・牛乳・乳製品、緑黄色野菜、豆類、小魚などで、カルシウムを十分にとりましょう | **「食」に関する理解を深め、食生活を見直してみましょう**<br>・子どものころから、食生活を大切にしましょう<br>・家庭や学校、地域で、食品の安全性を含めた「食」に関する知識や理解を深め、望ましい習慣を身につけましょう<br>・家族や仲間と、食生活を考えたり、話し合ったりしてみましょう<br>・自分たちの健康目標をつくり、よりよい食生活を目指しましょう |

# Step2

## 演習　自分の食生活を見直してみよう

**課題**

① 自分の推定エネルギー必要量を算出する。
② 自分の体型チェックをする。
③ 自分の食生活を食事バランスガイドでチェックする。
④ 自分の食生活の改善点を3つあげる。

**進め方**

（1）準備するもの
　　図表4−2、電卓、メジャー、図表4−7

（2）方法

① 図表4−7にA：年齢、B：性別、C：身長、D：体重、を記入する。
② E：腹囲については、立った状態でおへそ周りをメジャーで計測する。
③ F：BMIは計算式のとおり計算し、小数第1位まで算出する。
④ G：平均的な1日の生活活動を記入し、図表4−2（身体活動の分類例）の分類を参考に、要した時間を5つに分ける。すべての身体活動の例がないので、活動の強さを判断して、いずれかに区分する。また、食事時間帯を赤色で塗る。
⑤ 5つの分類の合計時間を計算し、図表4−2により自分の身体活動レベルが低い（Ⅰ）・ふつう（Ⅱ）・高い（Ⅲ）のどの群に近いかを判断する。
⑥ 図表4−1から、年齢、性別、身体活動レベルより、自分に最も合ったH：推定エネルギー必要量を決定する。
⑦ 次に食事バランスガイドのサービング数（つ）を決定する。Ｉ：自分の生活活動に合った1日分のサービング数（つ）の3段階のなかから、H：推定エネルギー必要量と近いサービング数（つ）をみつける。
⑧ 図表4−5の料理例を参考に、J：コマのイラストの料理区分ごとに食べたサービング数（つ）を○で囲む。○の過不足から、自分の1日の栄養バランスを評価する。

朝食（例）

主食＝ごはん小2杯　2つ
副菜＝ひじきの煮物　1つ
主菜＝目玉焼き　1つ
果物＝みかん1個　1つ

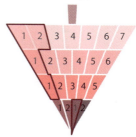

⑨ 自分の体型、食事時間、食事バランスなど総合的にみて、K：食生活で改善すべき点を3つあげる。

**図表4-7** 食生活チェックシート

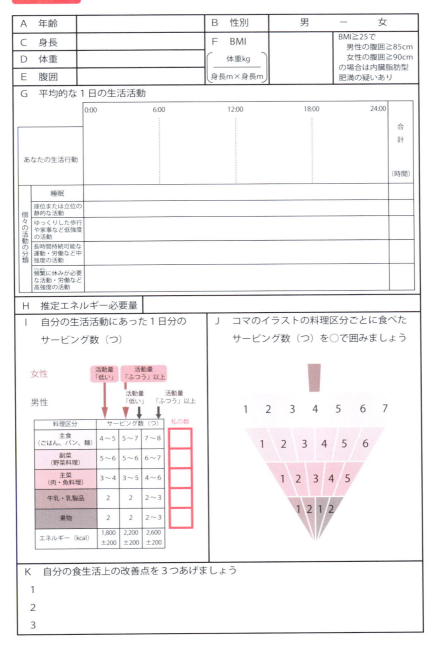

# Step3

## 食生活指針からみる日本人の食生活の課題

**PFC熱量比率**

　私たちは、日々エネルギーを食品から摂っているが、エネルギー源になる栄養素は、P（たんぱく質）、F（脂質）、C（炭水化物）の三大栄養素だけである。その3つの栄養素からどのくらいのエネルギーを供給しているか、その割合をPFC熱量比率という。**図表4-8**はPFC熱量比率の年次推移を表したものである。1965（昭和40）年度は炭水化物の割合が高く、脂質の割合が低くなっている。戦後の経済発展にともない、炭水化物と脂質の割合が改善され、1980年代がもっとも理想的な割合となっている。しかし、その後は逆に脂質の割合が高くなり、脂肪の摂りすぎが問題となっている。その背景には、私たち日本人の食生活が欧米化したことが大きい。**図表4-9**は食料消費量でその変化を表したものである。米の消費量が減り、肉や乳製品など畜産物の摂取が増えていることがわかる。また、揚げ物やドレッシングなど植物油の消費量は40年で3倍になっている。このように、PFC熱量比率の脂

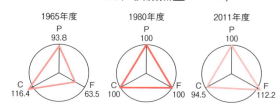

図表4-8　PFC熱量比率の推移（1980年度＝100、供給熱量ベース）

注1　PはProtein（たんぱく質）、FはFat（脂質）、CはCarbohydrate（炭水化物）
注2　数値は1980年度のPFC比率（P：13.0％、F：25.5％、C：61.5％）を100とした時の数値

資料：農林水産省「食糧需給表」各年．をもとに作成。

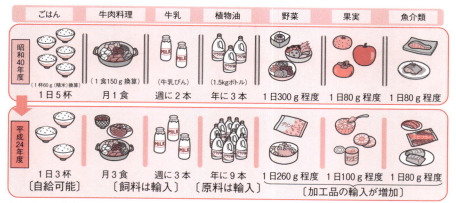

図表4-9　1人当たりの食事の内容と食料消費量の変化

資料：農林水産省「現行の食料自給率目標等の検証」2014．

肪の割合が高くなり続けていることが、日本の食生活の課題の1つである。

「日本人の食事摂取基準（2015年版）」では、たんぱく質、脂質、炭水化物のエネルギー産生栄養素バランス目標量を中央値でそれぞれ16.5％エネルギー、25％エネルギー、57.5％エネルギーとしている（図表4-4）。

## 野菜摂取量

野菜の目標摂取量は350gとされているが、成人の野菜類摂取量の平均値は男性283.7g、女性270.5gであり、年齢階級別にみると、どの年齢層でも350gには達していない（図表4-10）。食物繊維の目標量は成人男性20g以上、成人女性18g以上であるが（図表4-4）、国民健康栄養調査によると現実の摂取量は男性14.5g、女性13.9gで著しく不足している。野菜の摂取量不足が食物繊維の摂取量の低さに影響している。

## ナトリウム・食塩

日本人の食塩摂取量は年々減少傾向にあるものの、2016（平成28）年は男性10.8g、女性9.2gである。日本人の食事摂取基準では、推定平均必要量は食塩相当量に換算すると1.5gである。しかしながら、現実の摂取量とかけ離れているため、当面目標とする量として、成人男性8.0g未満、成人女性7.0g未満としている（図表4-11）。生活習慣病を予防するためにも、引き続き減塩を心がける必要がある。

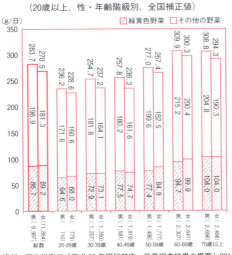

**図表4-10** 野菜摂取量の平均値

資料：厚生労働省「平成28年国民健康・栄養調査結果の概要」2017.をもとに作成。

**図表4-11** 日本人の食事摂取基準（ナトリウム）

| 性別 | 男性 | | | 女性 | | |
|---|---|---|---|---|---|---|
| 年齢等 | 推定平均必要量 | 目安量 | 目標量 | 推定平均必要量 | 目安量 | 目標量 |
| 0～5（月） | — | 100 (0.3) | — | — | 100 (0.3) | — |
| 6～11（月） | — | 600 (1.5) | — | — | 600 (1.5) | — |
| 1～2（歳） | — | — | (3.0未満) | — | — | (3.5未満) |
| 3～5（歳） | — | — | (4.0未満) | — | — | (4.5未満) |
| 6～7（歳） | — | — | (5.0未満) | — | — | (5.5未満) |
| 8～9（歳） | — | — | (5.5未満) | — | — | (6.0未満) |
| 10～11（歳） | — | — | (6.5未満) | — | — | (7.0未満) |
| 12～14（歳） | — | — | (8.0未満) | — | — | (7.0未満) |
| 15～17（歳） | — | — | (8.0未満) | — | — | (7.0未満) |
| 18～29（歳） | 600 (1.5) | — | (8.0未満) | 600 (1.5) | — | (7.0未満) |
| 30～49（歳） | 600 (1.5) | — | (8.0未満) | 600 (1.5) | — | (7.0未満) |
| 50～69（歳） | 600 (1.5) | — | (8.0未満) | 600 (1.5) | — | (7.0未満) |
| 70以上（歳） | 600 (1.5) | — | (8.0未満) | 600 (1.5) | — | (7.0未満) |
| 妊婦 | | | | — | — | — |
| 授乳婦 | | | | — | — | — |

**参考文献**
- 中村丁次監『栄養の基本がわかる図解事典』成美堂出版，2005．
- 舛重正一監『栄養のキホンがわかる本——体に役立つ!! 最新版』新星出版社，2005．
- 堤ちはる・土井正子編著『子育て・子育ちを支援する子どもの食と栄養 第7版』萌文書林，2018．
- 新保育士養成講座編纂委員会編『新 保育士養成講座⑧ 子どもの食と栄養 改訂3版』全国社会福祉協議会，2018．
- 呉繁夫・廣野治子編『子どもの食と栄養——理論と演習・実習 第2版』医歯薬出版，2014．
- 厚生労働省「日本人の食事摂取基準 2015年版」2014．
- 芦川修貮・古畑公・鈴木三枝編『食生活指針の解説 平成28年6月改定』全国栄養士養成施設協会，2016．

## COLUMN 日本の食料自給率38％とは

　平成29年度の食料自給率は、平成28年度に引き続き、供給熱量（カロリー）ベースで38％となった。

　食料自給率とは、国内の食料消費が国産でどの程度まかなえているかを示す指標である。つまり、日本人は、38％の日本で生産された食料と62％の外国から輸入された食料で食生活を営んでいるということになる。諸外国の食料自給率は、カナダ264％、オーストラリア223％、アメリカ130％、フランス127％、ドイツ95％、イギリス63％であり、日本は、先進国中、最低基準となっている。

　日本においても、昭和40年度は73％であったが、低下傾向で推移している。低下の原因の1つは、日本人の食生活が変化し、図表4-9に示したように、米の消費が減少する一方、畜産物、油脂類の消費が増加したことにある。

　また、世界の食糧事情をみると、世界の人口は、2050年には98億人まで増加が予測され、さらに経済成長の向上による肉類消費量の増加が見込まれる。このように、世界で食料需給がひっ迫すると、現在、日本に食料を輸出している国も自国内の安定供給を優先し、輸出を制限することが予想される。日本が輸入に頼っている62％の食料は、将来、保障されるのだろうか。

　食生活指針には、「ご飯などの穀類をしっかりと。」という項目があり、その実践として、「穀類を毎食とって、糖質からのエネルギー摂取を適正に保ちましょう。日本の気候・風土に適している米などの穀類を利用しましょう。」と示されている。

　日本がこれからも食料の安定供給を維持するためには、日本型食生活を心がけ、国産品の消費を拡大し、日本の農林水産業を活性化し、食料の国内生産の増大に努めなければならない。私たちは、自らの食生活のあり方と食料自給率がつながっていることを強く意識すべきである。

（久保　薫）

# 第5講

# 献立作成・調理の基本

食生活を日々営むために必要な献立作成と調理の基本について、理解を深める。

また、和食、UMAMI、行事食、郷土料理などの日本の伝統的食文化についても関心を深め、保育所の給食献立や保護者への話題提供に活用し、日本の食文化の継承にも努めてほしい。

# Step 1

## 1. 献立作成の基本

### 献立とは

　『広辞苑』によると、献立とは「料理の種類や順序の予定をたてること。また、その種類や順序」[*1]とある。献立は食べる人にとって適切な栄養量を供給できるかが最も大切であるが、同時に季節感や行事食、郷土料理などの食文化を伝え、食べる人の嗜好や経済性も満たしていないとよい献立とはいえない。

### 献立作成上の留意点

　適切で豊かな献立を提供するためには、次の点に留意してほしい。

> ① 安全性：食材、調理の安全性・衛生面の確保。対象者の摂食機能に合っているか。例えば、乳幼児や高齢者の食事では、刻み具合ややわらかさなど。
> ② 栄養性：適切な栄養バランス。食品の組み合わせ。朝、昼、夕のバランスなど。
> ③ 嗜好性：食べる人の嗜好を栄養が偏らない範囲で尊重する。
> ④ 文化性：食文化に基づいた食事内容、調理法、配膳、盛りつけ、季節感など。
> ⑤ 経済性：適切な食費。調理時間・調理作業・設備の効率化。
> ⑥ 環境性：エコクッキング（環境に配慮した食生活）の実践。地産地消の奨励。調理排水・排油・廃棄物の軽減。

### 献立作成の手順

**（1）対象者の適正な栄養摂取量を把握する**

　「日本人の食事摂取基準」（**第4講**）を参考に、対象となる個人や集団の適正な栄養摂取量を定める。その場合は、年齢、性別のほか、対象の生活活動状況、妊娠中・授乳中であるか、肥満の程度、病気の有無も判断の項目とする。

**（2）食品構成を作成する**

　栄養摂取量が定まったら、それを満たすために、どんな食品をどのくらい食べたらよいかを考える。栄養成分が類似する食品を1つの食品群とし、それぞれの食品群からどれくらいずつ食べたらよいかを示したものを食品構成（**図表5-1**）という。例えば、じゃがいも、さつまいも、さといもなどはいも類という1つの食品群として1日〇g食したらよいかを示している。これらの食品を朝・昼・夕の3食、

---

*1　新村出編『広辞苑 第7版』岩波書店, p.1123, 2018.

乳幼児期であれば、間食にも分けて使っていく。緑黄色野菜の目標とする量を、朝食ににんじん1種類ですべて使うよりも、できるだけ多くの種類の野菜を朝・昼・夕に分けて使うことが望ましい。

　このほかの食品構成としては「6つの基礎食品群」（図表5-2）と「3色食品群」（図表5-3）がある。両者の食品群別の考え方はほぼ同じで、「6つの基礎食品群」の第1群と第2群が「3色食品群」では赤色群にまとめられ、第3群と第4群が緑色群、第5群と第6群が黄色群にまとめられている。朝・昼・夕の食事のなかに各群の食品がまんべんなく使われていることが望ましい。小学校の給食では「6つの基礎食品群」、保育所や幼稚園では「3色食品群」を使って指導することが多い（第

### 図表5-1　成人期の食品構成例

| | 年齢（歳） | 30〜49 | |
|---|---|---|---|
| | 性別 | 男 | 女 |
| | 身体活動レベル | Ⅱ | |
| 食事摂取基準 | 推定エネルギー必要量（kcal） | 2,650 | 2,000 |
| | たんぱく質推奨量（g） | 60 | 50 |
| | たんぱく質目標量（%） | 13〜20 | |
| | 脂質目標量（%） | 20〜30 | |
| | 炭水化物目標量（%） | 50〜65 | |
| 食品構成 | 穀類（飯）(g) | 750 | 450 |
| | いも類（g） | 80 | 80 |
| | 砂糖類（g） | 10 | 10 |
| | 豆類（g） | 70 | 70 |
| | 種実類（g） | 3 | 3 |
| | 緑黄色野菜（g） | 120 | 120 |
| | その他の野菜（g） | 230 | 230 |
| | 果実類（g） | 200 | 200 |
| | きのこ類（g） | 20 | 20 |
| | 海藻類（g） | 15 | 15 |
| | 魚介類（g） | 70 | 70 |
| | 肉類（g） | 100 | 60 |
| | 卵類（g） | 40 | 40 |
| | 乳類（g） | 200 | 200 |
| | 油脂類（g） | 15 | 15 |
| | P：F：C比 | 14：23：62 | 14：26：58 |

※菓子類、嗜好飲料、調味・香辛料などで総エネルギー量の10%程度を摂取するものとする。

出典：森基子・玉川和子・澤純子ほか『応用栄養学——ライフステージからみた人間栄養学 第10版』医歯薬出版、p.23, 2015. を一部改変。

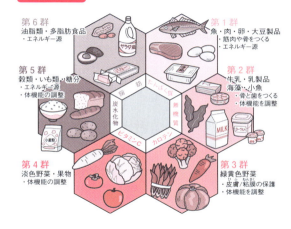

図表5-2　6つの基礎食品群

第6群　油脂類・多脂肪食品・エネルギー源
第5群　穀類・いも類・糖分・エネルギー源・体機能の調整
第4群　淡色野菜・果物・体機能の調整
第1群　魚・肉・卵・大豆製品・筋肉や骨をつくる・エネルギー源
第2群　牛乳・乳製品・海藻・小魚・骨と歯をつくる・体機能を調整
第3群　緑黄色野菜・皮膚・粘膜の保護・体機能を調整

### 図表5-3　3色食品群

| 群別 | 分類 | 食品 | 主な栄養素 |
|---|---|---|---|
| 赤色群 | 血液や肉をつくる | | たんぱく質 |
| 黄色群 | 力や体温になる | | 糖質・脂質 |
| 緑色群 | 体の調子を整える | | 無機質・ビタミン |

11講食育事例参照)。

### (3) 献立作成の実際

① 主食を決める
　ご飯、パン、麺などのなかから、量、調味、調理法を決める。穀類を主材料としており、主に炭水化物の供給源となる。目安量は70〜110ｇである。

② 主菜を決める
　魚、肉、卵、大豆などのたんぱく質食品をメインに、ほかの食品を組み合わせる。調理法は、生、煮る、焼く、揚げるなど主食との調和で選択する。目安量は50〜80ｇである。

③ 副菜を決める
　野菜類を中心に海藻、きのこ、豆、小魚、いも、乳類などの食品群を用いてビタミン、ミネラル、食物繊維を補う。煮物、炒め物、蒸し物、酢の物、サラダ、漬物など2〜3品を用意するが、調理法や味は主菜との重複を避ける。目安量は50〜120ｇである。

④ 汁物を決める
　食欲増進や水分補給、のどごしの改善などから、汁物、飲み物を用意する。具には献立のなかに取り入れにくい海藻、きのこ等を積極的に取り入れる。目安量は30〜50ｇである。

⑤ デザートや果物を決める
　毎食でなくてもよいが、栄養面で不足が見られる場合は、デザートや果物を加えるとよい。果物は1日200ｇ、牛乳・乳製品は1日200ｇである。

　主食、主菜、副菜を整えることによって、主食から炭水化物、主菜からたんぱく質、副菜からビタミン、ミネラルが主に供給され、五大栄養素のうち、炭水化物、たんぱく質、ビタミン、ミネラルの4種が摂取できる。残り1種の脂質は、揚げ物、炒め物、ドレッシング、トーストのバターなど調理法によって摂取できる。毎日の食事に、少なくとも主食、主菜、副菜を整えることで、栄養バランスは簡単に保てる。

　献立の決定には、主食、主菜、副菜、牛乳・乳製品、果物が分類されている「食事バランスガイド」(41ページ図表4-5)を使用すると、栄養のバランスがとりやすい。

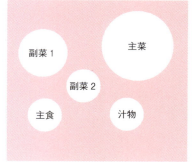

図表5-4　献立の組み合わせ

## 2. 調理の基本

### 調理とは

　調理とは、食品を①安全に、②消化吸収しやすく、③おいしく食べるために処理することである。体内に入ると危険と思われるものを、例えば洗ったり、魚の内臓や骨、果実の種を取り除くことで安全にする。細かく切ったり、ゆでたりすることにより消化しやすくなる。また、ビタミンA、ビタミンD、ビタミンEなど脂溶性のビタミンは油で炒めたりすることで吸収率が上がる。

### 五感で感じるおいしさ

　おいしくするとは、味覚だけでなく視覚、嗅覚、触覚、聴覚と人の五感に訴えることである。調味料を加えたり、逆に素材の味を引き出すことで味覚を刺激する。彩りのよい食品を使ったり、適切な色や形の器を使うことで視覚を満足させる。鼻がつまると味がわからなくなることがあるが、それほどおいしさに及ぼす香りの影響は大きい。麺のコシ、ゼリーのプルルン感、揚げ物のサクサク感など触覚も重要である。せんべいを食べたときのパリパリとした音、焼肉をするときのジューと

### 図表5-5　主な食品の洗い方

| 食品名 | 洗い方 |
|---|---|
| 魚類 | ・魚に付着する好塩菌、魚臭、血液、その他の汚れを除く。<br>・丸ごと流水でよく洗い、うろこ、えら、内臓を除いてから血液をていねいに洗う。<br>・水温は低い方がよい。<br>・手早く洗い、また、切り身にしたあとは洗わない。<br>・あらいは身を引き締めるために、氷水を用いる。 |
| 貝類 | ・アサリ、ハマグリは海水（約3％）とほぼ等しい食塩水につけ、しばらく放置し、砂をはかせたあとで洗う。<br>・シジミはボールまたは目の粗いざるに入れ、流水で貝と貝をこすり合わせて洗う。<br>・むき身は塩をまぶして、こすり洗いする。 |
| 肉類 | ・ほとんど洗うことはないが、特別に、内臓類は血抜き、臭み抜きのために流水で洗うか、水につけてさらす。 |
| 穀類 | ・水中で攪拌しながら、または、比重を利用して不要なものを浮上、あるいは沈殿させて除去し、洗う。 |
| 野菜類 | ・まず、土砂を落としたあとに洗う。<br>・根菜類や茎菜類、果菜類は手やブラシなどで組織を破壊しない程度に摩擦を加えて洗う。<br>・葉菜類は葉折れしたり、組織細胞を壊さないように注意しながら、できるだけ葉をほぐし、摩擦を避けて水中で振り洗いする。<br>・水を数回換えて、すすぎをていねいに繰り返す。 |
| 乾物類 | ・水で洗うことによって、不純物を取り除くだけでなく、水にひたしながらやわらかくする目的をもつ。 |
| 藻類 | ・昆布は水洗いせず、ふきんで表面の砂などを落としてから用いる。<br>・わかめは手早く冷水で洗い、食塩、汚れ、あくを除く。<br>・ひじきは水につけて吸水させる。 |

出典：川端晶子・大羽和子『健康調理学 第5版』学建書院，p.80，2015．

いう音も食欲をそそる要素である。

## 調理法の基本

調理法は、生食調理、加熱調理、調味に大別される。生食調理は素材のもち味を尊重する日本食ではよく用いられるが、乳幼児期には特に衛生面に気を配り、生で扱うことは避けたほうがよい。加熱調理には、ゆでる、煮る、蒸す、焼く、炒める、揚げる、電子レンジ利用などがある（**図表5-6**）。離乳食では、ゆでる、煮るが主たる調理法となる（**図表5-7**）。消化機能が発達するにつれて、油を使って炒める、揚げる調理法も加わってくる。

## 味の基本

味の基本（基本味）は、甘味、塩味、酸味、苦味、旨味の5つである（**図表5-8**）。味覚を育てていくには、うす味で調味し、食品のもつ本来の味とおいしさがわかるようにすることである。旨味は日本特有の味覚とされ、昆布、かつお節、煮干などから旨味成分が出される。簡単に使える化学調味料もあるが、天然だしを体験することで本物の味を識別できる味覚を育ててほしいものである。

## 調理操作による栄養成分の変化

ビタミンやミネラルのなかには、熱、光、空気、酸、アルカリに不安定なものがあり、調理操作の過程で本来もっている栄養素を損失するものもある（**図表**

### 図表5-6 加熱操作の種類

| 分類 | 操作 | | 媒体・器具 | 主な熱源 | 温度（℃） |
|---|---|---|---|---|---|
| 湿式加熱 | ゆでる 煮る | | 水 | 対流 | 80～100 |
| | 蒸す | | 水蒸気 | 対流 | 100 |
| 乾式加熱 | 焼く | 直火焼き | 空気、金串、網、グリルなど | 伝導 放射 | 130～250 |
| | | 間接焼き | グリル、オーブン、フライパンなど | 対流 | |
| | 炒める | | 鉄板、フライパンなど | 伝導 | |
| | 揚げる | | 油脂 | 対流 | 160～180 |
| 誘電誘導加熱 | 煮る 蒸す 焼く | | マイクロ波（電子レンジ） | 誘電 | 100 |
| | 煮る 蒸す 焼く 揚げる | | 磁力線（電磁調理器） | 誘導 伝導 | 100～300 |

出典：木戸詔子・池田ひろ編『新食品・栄養科学シリーズ 調理学——食べ物と健康④ 第3版』化学同人、p.28、2016.

### 図表5-7 ゆでる操作の種類と適する食品

| 媒体 | 添加物 | 食品名 |
|---|---|---|
| 水から | 水 | 根菜類、豆類、ゆで卵 |
| | 1～2％食塩水 | ぬめりのあるいも |
| | 0.5～3％酢水 | れんこん、ごぼう |
| | ぬか、米のとぎ汁 | 皮つきたけのこ、ふろふきだいこん |
| | 0.5％ミョウバン水 | さつまいも、くり、さといも |
| 湯から | 水 | はくさいなどあくのない野菜、麺類 |
| | 1～2％食塩水 | ほうれん草などの緑色野菜、パスタ類、ポーチドエッグ |
| | 3～5％酢水 | ポーチドエッグ |
| | 2％酢水、3％小麦粉 | カリフラワー |
| | 0.2～0.3％重曹水 | 山菜などあくが強く、繊維のかたいもの |
| | 0.5～1％ミョウバン水 | なす |
| | 水＋酒、塩 | えびやいか、魚などの椀種 |

出典：木戸詔子・池田ひろ編『新食品・栄養科学シリーズ 調理学——食べ物と健康④ 第3版』化学同人、p.28、2016.

5-9）。食品がもっている栄養成分をできるだけ損ねないで摂取するためには、調理方法を選択する必要がある。

同じ食品であっても、部位によって栄養量は異なり、調理方法によっても栄養量が変わっていく（図表5-10）。

対象者の健康を維持するために、適切な部位や調理方法の選択も大切である。

### 図表5-8 食品の主な呈味成分

| 味の種類 | | 食品名 | 呈味成分 |
|---|---|---|---|
| 基本味 | 甘味 | 砂糖、菓子類<br>果物 | ショ糖<br>ショ糖、果糖、ブドウ糖 |
| | 塩味 | みそ、しょうゆ、漬け物 | 食塩（塩化ナトリウム） |
| | 酸味 | 食酢<br>りんご<br>柑橘類<br><br>漬け物、ヨーグルト<br>ぶどう | 酢酸<br>リンゴ酸<br>クエン酸、アスコルビン酸（ビタミンC）<br>乳酸<br>酒石酸 |
| | 苦味 | 茶、コーヒー<br>ビール（ホップ）<br>柑橘類<br>豆腐（凝固剤） | カフェイン<br>フムロン類<br>リモニン<br>塩化マグネシウム、塩化カルシウム |
| | 旨味 | 昆布<br>かつお節<br>しいたけ | グルタミン酸<br>イノシン酸<br>グアニル酸 |

出典：木戸詔子・池田ひろ編『新食品・栄養科学シリーズ 調理学──食べ物と健康④ 第3版』化学同人、p.4、2016. より一部抜粋。

### 図表5-9 調理操作によるビタミンCの変化

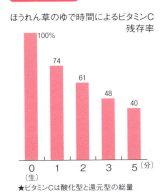
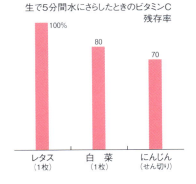

★ビタミンCは酸化型と還元型の総量

出典：松本仲子監『調理のためのベーシックデータ 第5版』女子栄養大学出版部、p.90、2018.

### 図表5-10 異なる調理法で魚一切れを調理した場合のエネルギー量の違い

| 主材料 | ひらめの刺し身（60g・62kcal） | | | | | |
|---|---|---|---|---|---|---|
| 副材料 | 小麦粉（2g）<br>卵（5g）<br>パン粉（3g）<br>油（7g）<br>マヨネーズ（12g） | 小麦粉（5g）<br>卵（3g）<br>油（9g）<br>みりん（3g） | 小麦粉（3g）<br>バター（5g）<br>ケチャップ（10g） | 小麦粉（3g）<br>油（5g） | 砂糖（2g） | |
| 調理品計 | フライ<br>237kcal | 天ぷら<br>175kcal | ムニエル<br>122kcal | から揚げ<br>119kcal | 煮付け<br>69kcal | 蒸し物<br>62kcal |
| 備考 | 吸油率<br>12% | 吸油率<br>15% | | 吸油率<br>8% | | |

出典：玉川和子・口羽章子・小林ゆき子・真部真里子・市川菜々『臨床調理 第7版』医歯薬出版、p.25、2016. をもとに作成。

# Step 2

## 演習1　1日分の献立をつくってみよう

**課題**

① 1日分の献立を、献立作成の実際にしたがってつくる。
② チェックリストにしたがって、作成した献立を評価する。

**進め方**

（1）準備するもの
　図表5-11、市販のレシピ集

（2）方法

① 朝・昼・夕の3食と間食の献立を考え、**図表5-11**の主食、主菜、副菜1、副菜2、汁物に分けて記入する。毎食、5つの皿をすべて満たさなくてもよい。カレーライスやかつ丼、スパゲッティ・ミートソース、ハムサンドなど、主食と主菜が合体したものは主食のところに記入する。
② 記入の仕方は、まず献立名を入れ、その下に材料を記入する。調味料は入れなくてよい。
③ 完成した1日分の献立をチェックリストで評価する。

## 演習2　あなたの出身地の郷土料理を紹介しよう

**課題**

① あなたの出身地の郷土料理は何かを調べる。
② 代表的なものを1品選び、料理名、食材、つくり方を紹介する。
③ さらに、どのようなときにそれを食するのか、その由来を調べる。

**進め方**

（1）準備するもの
　食文化に関する本、インターネットが使える環境、レポート用紙

### 図表5-11 献立をつくってみよう

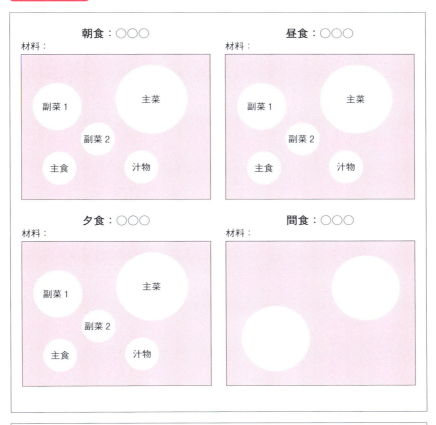

チェックリスト
- ☐ 朝昼夕3食とも主食、主菜、副菜がそろっていますか?
- ☐ 毎食に赤・黄・緑の食品が使われていますか?
- ☐ 今日1日で何種類の食品を摂れますか?
- ☐ 1食のなかに1つの味だけがかたよっていませんか?
  塩味(しおみ)・甘味(あまみ)・酸味(さんみ)・旨味(うまみ)は使われていますか?
- ☐ 調理法は重複していませんか?
- ☐ 食欲をそそる色彩になっていますか?

**(2) 方法**

① あなたの出身地の郷土料理を食文化に関する本やインターネットで調べる。

② 課題にそってレポート用紙にまとめる。

③ まとめたものをグループで発表し、出身地の郷土料理を紹介する。

第5講 献立作成・調理の基本

# Step 3

## 1. ユネスコ無形文化遺産に登録された「和食；日本人の伝統的な食文化」とは

2011（平成23）年より、有識者の検討会で日本食文化の内容等を検討し、日本の食文化を特徴づけるキーワードとして「自然の尊重」を抽出し、2012（平成24）年3月、「和食；日本人の伝統的な食文化」と題してユネスコに登録申請した。そして、2013（平成25）年12月、「和食」がユネスコ無形文化遺産に登録された。

「和食」の4つの特徴は次のとおりである。

---
① 多様で新鮮な食材とそのもち味の尊重
- 明確な四季と地理的多様性により、新鮮で多様な山海の幸を使用。
- 食材のもち味を引き出し、引き立たせる工夫。

② 栄養バランスに優れた健康的な食生活
- 米、味噌汁、魚や野菜・山菜といったおかずなどにより食事をバランスよく構成。
- 動物性油脂を多用せず、長寿や肥満防止に寄与。

③ 自然の美しさや季節の移ろいの表現
- 料理に葉や花などをあしらい、美しく盛りつける表現法が発達。
- 季節に合った食器の使用や部屋のしつらえ。

④ 年中行事との密接なかかわり
- 正月をはじめとして、年中行事と密接にかかわった食事の時間を共有することで、家族や地域の絆を強化。
---

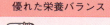
新鮮な食材と調理
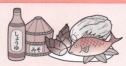

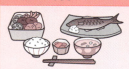
優れた栄養バランス

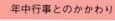
美しさ・季節の表現
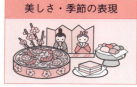

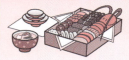
年中行事とのかかわり

出典：柳沢伊佐男「ユネスコ無形文化遺産"和食"とは？」『くらし☆解説』（2013年12月12日）』NHK解説委員室解説アーカイブス http://www.nhk.or.jp/kaisetsu-blog/700/175285.html

**図表5-12** 年間行事と行事食の例

| 行事名 | 主な料理 |
|---|---|
| 正月 | 雑煮、屠蘇、おせち、数の子、黒豆、田作り、たたきごぼう など |
| 七草 | 七草粥 |
| 小正月 | 小豆粥、ぜんざい |
| 節分 | 煎り豆、巻きずし、鰯 |
| 桃の節句 | ひしもち、雛あられ、ちらしずし、ハマグリの潮汁、白酒 |
| 端午の節句 | ちまき、かしわ餅、たいのかぶと煮 |
| 七夕 | そうめん |
| 土用の丑の日 | うなぎ、梅干し、うどん |
| 十五夜 | 月見だんご、さといも（きぬかつぎ）、くり、えだまめ |
| 彼岸 | おはぎ、彼岸だんご、精進料理 |
| 七五三 | 千歳飴、赤飯 |
| 冬至 | ゆず、かぼちゃ |
| 大晦日 | 年越しそば |

出典：農林水産省「自然への感謝と祈りを込めて 家族を結び、未来へとつなげる──和食」をもとに作成。

「和食」が無形文化遺産に登録されたということは、すべての日本人がこの「和食」を伝承し、守っていく義務があるということになる。「和食」の4つの特徴は、現在、日本の食生活で課題となっていることの解決にもつながり、無形文化遺産登録を機に、日本人が「和食」を見直し、実践し、伝承していくことが期待される。

## 2. 世界に認められたUMAMI

基本味の1つである旨味の成分は、グルタミン酸、イノシン酸、グアニル酸などである。グルタミン酸はたんぱく質を構成する20種類のアミノ酸の1つであり、また、イノシン酸、グアニル酸は核酸に分類される。グルタミン酸は昆布や野菜などに、イノシン酸は魚や肉類に、グアニル酸はきのこ類に多く含まれている。

旨味成分は単独で使うよりも、グルタミン酸（アミノ酸）とイノシン酸やグアニル酸（核酸系）を組み合わせると、相乗効果により飛躍的に旨味が強くなることが知られている。

今、世界中の有名シェフたちが旨味に注目し、自国の料理にも活用している。1985年に開催された第1回うま味国際シンポジウムを機に、UMAMIという用語が国際的に公式使用されることになった。

**図表5-13** さまざまな食品に含まれる旨味成分

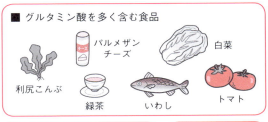

出典：うま味調味料協会「うま味の成分」　https://www.umamikyo.gr.jp/

**図表5-14** だし汁の種類ととり方の例

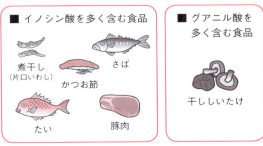

| | 材料 | 使用量(%) | とり方 |
|---|---|---|---|
| 和風 | かつお節（一番だし） | 2〜4 | 沸騰水中に入れ、約1分間加熱し、上澄みをこし分ける。 |
| | かつお節（二番だし） | 4〜8 | 一番だしをとったかつお節に2分の1量の水を加え、沸騰後約3分加熱し、上澄みをこし分ける。 |
| | 昆布 | 2〜4 | 水浸30分〜1時間。または水に昆布を入れて火にかけ、80℃ぐらいになったら昆布を取り出す。 |
| | 混合だし | かつお節 1〜4 昆布 1〜2 | 水に昆布を入れて火にかけ、80℃ぐらいで昆布を取り出し、かつお節を入れて沸騰させ、上澄みをこし分ける。 |
| | 煮干し | 2〜4 | 頭とわたを取り、半身にさいて水浸後、火にかけて煮出す。上澄みをこし分ける。 |

出典：島田淳子・畑江敬子編『現代栄養科学シリーズ⑨ 調理学』朝倉書店, p.32, 1995.

**参考文献**

- 森基子・玉川和子ほか『応用栄養学――ライフステージからみた人間栄養学 第10版』医歯薬出版，2015.
- 長尾慶子編著『調理を学ぶ 改訂版』八千代出版，2015.
- 松本仲子監『調理のためのベーシックデータ 第5版』女子栄養大学出版部，2018.
- 玉川和子・口羽章子ほか『臨床調理 第7版――日本食品標準成分表2015（七訂）準拠』医歯薬出版，2016.
- 木戸詔子・池田ひろ編『新食品・栄養科学シリーズ 調理学――食べ物と健康④ 第3版』化学同人，2016.
- 西堀すき江編著『食育に役立つ調理学実習』建帛社，2007.

### COLUMN　子どものころの食事づくり体験の大切さ

「外食率、食の外部化率の推移」（食の安全・安心財団付属機関外食産業総合調査研究センターによる推計）によると、2013（平成25）年、日本の外食率は35.2%、食の外部化率は43.9%となっている。外食率とは、食料消費支出に占める外食の割合であり、食の外部化率は外食率に惣菜・調理食品の支出割合を加えたものと定義されている。食の外部化率は1975（昭和50）年の調査では28.4%であり、約40年の間に1.5倍に増加したことになる。レストランや専門店で外食したり、スーパーマーケットやコンビニエンスストアで調理済みの食べ物を買ってきて食べる割合が増える一方、家庭で料理をつくる機会が減ってきているといえる。

このような食生活の変化は子どもたちにどのような影響を与えているのだろうか。

家庭で料理をする機会が少なくなったことで、従来、家族が料理をしている様子を眺めたり、お手伝いすることで、見よう見まねで覚えていった料理の手順も、想像すらつかない子どももいるのかもしれない。

2015（平成27）年の内閣府の調査によれば、子どものころの食事づくりに関する経験が現在の食生活に「とても活かされていると思う」「活かされていると思う」と答えた割合は、「家族と一緒に食料品の買い物をした」「食事の準備や後片付けを手伝った」「家族と一緒に料理をした」のいずれの経験においても80%を超えていた。つまり、子どものころの食事づくり経験は、将来の食生活を築くうえで、大切な役割を担ってくれているのである。

食の外部化は、私たちの生活にゆとりと豊かさを与えてくれる。今後、女性の社会参画がますます進むことによって、その割合は確実に高まると思われる。家庭と保育現場が連携して、子どものころの食事づくり経験を充実させてほしい。家庭においては、子どもと一緒に買い物をしたり、大いにお手伝いをさせてほしい。また、保育所においては、調理室に出向いて、届いた食材や栄養士さんの調理の様子を見学したり、保育にクッキングを取り入れてはいかがでしょう。　　　　（久保 薫）

# 第6講

# 乳児期の授乳の意義と食生活

　乳児は離乳を開始する生後5、6か月までは、母乳やミルクだけを飲んで成長する。この母乳やミルクには、どのような栄養素がどのくらい含まれているのであろうか、牛乳との違いは何か、授乳方法についてなど、本講では乳汁(にゅうじゅう)栄養についての理解を深めていく。
　また、乳汁を摂取している期間は、周囲の大人は乳児と応答的なかかわりをもつことが重要であるが、保育者にはどのような支援が求められているのか、特に母乳育児について、その留意点なども含めて学んでいく。

# Step 1

## 1. 乳児期の栄養・食生活の特徴

　乳児期の栄養・食生活は、生命維持、生活活動に必要なエネルギーや栄養素の補給に加え、成長・発達にも重要な意味をもつ。また、乳児期には味覚や食嗜好の基礎も培われ、それらは将来の食習慣にも影響するために、この時期の栄養・食生活は、生涯を通じた健康という長期的な視点からも考える必要がある。そのため乳児期には適切な食事を、好ましい環境のもとに提供することが極めて重要である。

　乳児期の栄養・食生活の主な特徴を**図表6-1**に示す。

**図表6-1** 乳児期の栄養・食生活の主な特徴

| | |
|---|---|
| ① | 消化・吸収機能、代謝機能が未熟 |
| ② | 適正な栄養量の幅が狭く、過不足時の影響が大きい |
| ③ | エネルギー、栄養素の体重あたりの必要量がほかの年齢に比べて多い |
| ④ | 味覚の発達や食習慣の基礎づくりの時期にある |
| ⑤ | 感染や疾病に対する抵抗力が弱い |
| ⑥ | 成長・発達の個人差が大きい |

## 2. 乳児期の食べる機能、食行動の変化

### 咀嚼・嚥下機能の変化

　乳児は乳汁摂取のために、口唇（くちびる）、歯肉（歯茎）、舌などを動かして乳汁を絞り出す吸啜運動をし、乳汁を胃に送り出す嚥下運動を行っている。これらの運動を哺乳行動といい、探索反射（乳首をさがす）、捕捉反射（乳首を口に入れる）、吸啜反射（乳首から母乳を吸い出す）、嚥下反射（乳汁を飲み込む）の一連の反射運動によって営まれている。出生後数日で呼吸を停止することなく口腔内の気圧が低い状態にして吸啜し、嚥下された乳汁は、嚥下運動と協調した食道の蠕動運動によって胃に送られるようになる。

　生後3か月ごろまでは口に固形物を入れるとそれを舌で押し出すような反射がみられるが、それ以降は半固形物を嚥下できるようになる。生後5、6か月ごろからは物をかむ機能も現れてくるので、離乳期がはじまる。

## 食行動の変化

　生後5、6か月ごろまで乳児は母乳や乳児用調製乳（粉乳、液状乳）で、健康を維持し順調な発育をする。しかし、乳汁は水分が多いために、これ以降、乳汁だけでは必要なエネルギーや栄養素が補いきれなくなる。また、哺乳という反射運動から、乳汁以外の食物に関心を示し、それを口にする、食べるという行為に移行していく。生後6、7か月ごろになると、多くの乳児に生歯（歯がはえること）がみられるようになり、形のある食物を口中に入れ、歯や歯茎を刺激することを好むようになる。乳児はスプーンで離乳食を与えられることからはじまり、次第に食物を手づかみで食べることや、スプーン、フォークなどに興味を示すようになっていく。これらの毎回の食事の体験から、乳児は食物を摂取する能力や食事の仕方を身につけていく。

## 3. 母乳の栄養と母乳育児

　母乳には、乳児の理想的なエネルギーと栄養素の供給源としての栄養的な価値がある。また、母乳育児は、授乳を通した母子のふれあいにより、その絆をより深めるものである。母乳育児の利点を乳児と母親に分けて図表6-2に示す。

**図表6-2** 母乳育児の利点

| 乳児の利点 | 母親の利点 |
|---|---|
| ・免疫学的防御作用をもつ。<br>・成分組成が乳児に最適で、代謝負担が少ない。<br>・顔全体の筋肉や顎を発達させる。<br>・乳幼児突然死症候群（SIDS）のリスクを低下させる。<br>・信頼関係を育む。<br>・新鮮で衛生的、適温である。 | ・出産後の母体回復を早める。<br>・プロラクチンを分泌させる。<br>・妊娠前の体重への回復をうながす。<br>・排卵を抑制する。<br>・精神的安定をもたらす。<br>・乳がん、卵巣がんの発症率が低下する。<br>・衛生的、経済的で手間もかからない。 |

## 母乳の成分

### （1）初乳

　母乳には、糖質（乳糖）、脂質、たんぱく質をはじめ、乳児に必要な栄養素が最適な状態で含まれている。出産後、3～5日ごろまでに出る黄色味を帯びた粘ちゅう性（ねばり気）のある母乳を初乳といい、分泌型免疫グロブリン（IgA）が、通常の母乳の10～20倍多く含まれている。また、生体防御機能を果たすリンパ球をはじめとする免疫細胞群も、初乳に高濃度で含まれる。この免疫力は約6か月間効果を維持し、その間に乳児は、自分自身の免疫力を育んでいく。さらに初乳は脂肪分が多く、エネルギーが高いこと、神経系の発達に必要なタウリンの濃度が高く、

胎便（生まれる前につくられた便）の排泄をうながす作用ももつ。そのために新生児や低出生体重児には初乳を飲ませることが特に大切である。

### （2）移行乳と成熟乳（永久乳）

出産後、10日くらいで乳汁の組成および分泌量はほぼ一定になる。この乳を成熟乳といい、初乳と成熟乳の間の母乳を移行乳という。移行乳は、初乳に比べてたんぱく質の含有量は少ないが、脂肪が多く含まれエネルギーは高い。成熟乳は淡黄色で芳香があり、淡い甘味がある。固形分は約13％で、泌乳期が進むとたんぱく質、無機質が減少して、乳糖が増加する傾向がある。

## 母乳の与え方

### （1）授乳開始時期と授乳回数

出産後30分以内に第1回目の授乳をすることが、ユニセフ（国連児童基金）およびWHO（世界保健機関）において推奨されている。出産後の24時間は、出産後の30分以内の授乳を除いて7回以上の授乳を目安とする。母乳育児の確立には、出産直後からの母子同室と頻回授乳が大切であり、授乳は乳児が欲しがったときに与える自律授乳が基本となる。母乳分泌量は分娩後2～3日は少ないが、乳児にしっかり吸わせることで、それが刺激になり乳汁分泌は促進される。生後1週間を過ぎると分泌量も増加してくる。図表6-3に母乳の授乳間隔と授乳回数の目安を示す。

乳児の哺乳量、授乳間隔や回数には個人差があり、また同一児でも日により異な

**図表6-3** 母乳の授乳間隔と授乳回数の目安

| 出生後の時期および月齢 | 授乳間隔・授乳回数の目安 |
| --- | --- |
| 出生後～2、3か月ごろ | 欲しがるときは7、8回以上。 |
| 3～5か月ごろ | 眠る時間が長くなり、授乳回数が6、7回くらいに減る。 |
| 5、6か月ごろ | 離乳の開始後ほぼ1か月間は、離乳食は1日1回。<br>母乳は子どもの欲しがるままに授乳のリズムにそって与える。 |
| 7、8か月ごろ | 離乳を開始して1か月を過ぎたころから、離乳食は1日2回。母乳は離乳食の後に与える。離乳食とは別に母乳は子どもの欲しがるままに授乳のリズムにそって与える。 |
| 9～11か月ごろ | 離乳食は1日3回。離乳食の後に母乳を与える。<br>離乳食とは別に母乳は子どもの欲しがるままに授乳のリズムにそって与える。 |
| 12～18か月ごろ | 食事が1日3回となり、その他に1日1、2回の間食を目安とする。母乳は離乳の進行および完了の状況に応じて与える。 |

出典：柳澤正義監、母子衛生研究会編『授乳・離乳の支援ガイド──実践の手引き』母子保健事業団、p.28、2008.

ることも多いので、乳児の要求を適切に判断することが大切である。なお、母乳の胃内停滞時間は約90分で、乳児用調製粉乳に比べて短いために、母乳栄養児の授乳間隔は人工栄養児よりも短くなることが多い。

**（2）授乳時間と哺乳量**

　1回の授乳時間は10～15分で、個人差もあるが、はじめの5分間で全哺乳量の50～60％を、次の5分間で残りの大部分を哺乳する。30分以上乳房を離さない場合には、母乳分泌不足の可能性がある。

　1回の哺乳量は、生後1～2か月では120～150mL、生後3～4か月では150～180mL、生後5か月以降では170～220mLといわれている。

**（3）授乳方法**

　授乳は落ち着いた気分で行う。まずおむつを確認し、汚れていたら取り替え、手を洗う。乳児の体を耳、肩、尻が一直線になるようにしてから、乳児の体と頭が母親の乳房に向かい合うようにし、母親のほうへ引きつけて密着して抱く。乳児に乳首だけでなく、乳輪まで深くふくませることで、乳腺を圧迫して乳汁の分泌が容易になり、空気の飲み込みを少なくする効果が期待できる。また、乳首の損傷も防ぐことができる。

　乳児は胃の入り口の括約筋の締まりが未発達であるために、げっぷなどの刺激で乳汁が逆流する溢乳を起こしやすい。溢乳を防ぐためには縦抱きで授乳したり、授乳後に乳児をまっすぐに抱いて背中をさすったりして、嚥下した空気を吐き出させる。また、授乳後は逆流した乳汁が気道に詰まらないように、上半身が高くなるような姿勢で寝かせたり、顔を横に向けて寝かせたりする。

**（4）母乳育児の継続期間について**

　卒乳とは、子どもが自らの意思で母乳を飲むことをやめることをいう。子どもの成長・発達、家庭環境などにより、母乳を必要としなくなる時期には個人差がある。そのため、一般的には大人が「何か月になったら母乳を与えることはやめる」と、時期を一方的に決める断乳は勧められない。

　保育者が、母親から母乳終了時期について相談を受けたら、まず、母親自身が今すぐに母乳をやめたいと思っているのか、今後、母乳をやめるにあたっての情報収集をしたいのか、を見極めることが大切である。どちらの場合もじっくりと話を聞き、相談される側の意見を押しつけることなく、母親の必要としている情報を提供する。さらに、子どもと自分の状態を、母親自らが総合的に判断して、母乳の継続か終了かを決められるように情報提供することが必要である。

## 4. 人工栄養

### 人工栄養の基礎知識

　母子のさまざまな理由により、母乳以外の乳汁で子どもを育てる場合を人工栄養という。人工栄養に用いられる育児用ミルクのうち乳児用調製乳には、乳児用調製粉乳と乳児用調製液状乳があり、牛乳を主原料とするものが一般的である。現在用いられている乳児用調製乳は「乳及び乳製品の成分規格等に関する省令」（乳等省令）により、生乳、牛乳もしくは特別牛乳またはこれらを原料として製造した食品を加工し、または主要原料とし、これに乳幼児に必要な栄養素を加え、粉末状および液状にしたものとされている。

### 育児用ミルクの種類

　育児用ミルクは、乳児用調製乳や生後9か月以降の乳幼児が飲むフォローアップミルクのほか、医師の指導に基づき与える特殊ミルクに大別される。

　特殊ミルクには、アレルギー疾患をもつ乳児のためのアレルギー疾患用粉乳（アレルゲン除去食品）、大豆たんぱく調整乳、疾患をもつ乳児のための特殊治療乳（フェニルケトン尿症、楓糖尿症（メープルシロップ尿症）、ホモシスチン尿症などの先天性代謝異常児用粉乳ほか）、低出生体重児用粉乳などがある。

### 育児用ミルク（粉乳）のつくり方（調乳）の基本

　育児用ミルクは、飲み残しを保管したものやつくりおきは飲ませず、1回分ずつ調乳する。調乳後2時間以内に飲まなかったミルクは廃棄する。育児用ミルクは、家庭や少人数の保育の場合には無菌操作法で、また、集団保育の場では終末殺菌法で調乳されている。

#### （1）無菌操作法

　無菌操作法とは、あらかじめ消毒した哺乳瓶、乳首、キャップ、専用計量スプーン、哺乳瓶ばさみ（または箸）を使い、授乳のたびに1回分ずつ調乳する方法で、調乳後に殺菌は行わない。

#### （2）終末殺菌法

　終末殺菌法とは、洗浄した哺乳瓶に規定濃度の調合乳を入れ、1日分をまとめて調乳し、最後に加熱消毒する方法である。

**フォローアップミルク**

　フォローアップミルクは、牛乳の代替品として開発された離乳期（生後9か月）以降の乳児から年少幼児向けの栄養補給を目的とした製品であり、母乳や乳児用調製乳の代替品ではない。乳児用調製乳と異なり、亜鉛と銅は添加されていない。牛乳に不足している鉄とビタミンを補給し、牛乳で過剰になるたんぱく質、ミネラルは減らしている。フォローアップミルクは離乳食が順調に進まず、鉄不足のリスクが高い場合などに使用するのであれば、9か月以降とする。ただし、9か月を過ぎたからといって、母乳や乳児用調製乳をやめてフォローアップミルクに切り替える必要はない。乳児用調製粉乳、フォローアップミルク、母乳、牛乳の主な成分を図表6-4に示す。

**図表6-4** 乳児用調製粉乳、フォローアップミルク、母乳、牛乳の成分比較

（100mL あたり）

|  | エネルギー(kcal) | たんぱく質(g) | 脂質(g) | 鉄(mg) | カルシウム(mg) | ビタミンD(μg) |
|---|---|---|---|---|---|---|
| 乳児用調製粉乳[*1]（13%調乳液） | 67 | 1.5 | 3.6 | 0.78 | 49 | 0.9 |
| フォローアップミルク[*2]（14%調乳液） | 66 | 2.0 | 2.8 | 1.33 | 101 | 0.7 |
| 母乳[*3] | 65 | 1.1 | 3.5 | 0.04 | 27 | 0.3 |
| 牛乳[*3] | 67 | 3.3 | 3.8 | 0.02 | 110 | 0.3 |

出典：＊1　和光堂「レーベンスミルクはいはい®」の成分組成（2017年4月現在）をもとに作成。
　　　＊2　和光堂「フォローアップミルクぐんぐん®」の成分組成（2017年4月現在）をもとに作成。
　　　＊3　文部科学省「日本食品標準成分表2015年版（七訂）」2015. をもとに作成。

第6講　乳児期の授乳の意義と食生活

# Step 2

> **演習** 乳児用調製粉乳を母乳に近づけるための工夫について調べてみよう

## 課題

① 乳児用調製粉乳は、乳児の健康増進に基づく特別用途食品として乳児食品に指定され、熱量、たんぱく質、脂肪、ビタミン類、ミネラル類など20成分について許可基準が設定され、牛乳の成分を可能な限り母乳に近づける改良がなされている。母乳、乳児用調製粉乳、牛乳の成分を調べ、それぞれの特徴を比較する。

② 乳児用調製粉乳を母乳に近づけるための工夫（**図表6-5**）を、栄養素別に理解する。

## 進め方

### （1）準備するもの

**図表6-5**、文部科学省「日本食品標準成分表2015年版（七訂）」（もしくは食品成分データベースのホームページ）

### （2）方法

① 母乳と乳児用調製粉乳、牛乳の栄養成分組成の相違を、食品成分表で確認する。

② 乳児用調製粉乳を母乳に近づけるための工夫について、**図表6-5**から学び、子育て中の母親に説明できるように理解を深める。

| 図表6-5 | 乳児用調製粉乳を母乳に近づけるための工夫 |

| 栄養素 | 母乳に近づけるための工夫 |
|---|---|
| たんぱく質 | 原料である牛乳には、母乳の約2倍のたんぱく質が含まれている。乳児にとって高濃度のたんぱく質は、消化・吸収や腎機能への負担が大きくなる。<br>〈カゼイン〉<br>　乳児用調製粉乳の原材料である牛乳のたんぱく質は、カゼインの割合が多い。カゼインは胃酸で凝固してかたくなり、消化しにくいため、乳児に負担をかけないようにカゼインを減量し、母乳に多く含まれている乳清たんぱく質を増加させている。 |
| 脂質 | 乳児にとって牛乳に含まれる脂肪は、消化器官を刺激して下痢・嘔吐を起こしやすくする。そのため、90〜100％が不飽和脂肪酸、必須脂肪酸などの植物油に置き換えられている。<br>〈不飽和脂肪酸〉<br>　大豆油、サフラワー油、ヤシ油などの不飽和脂肪酸を含む植物油は、消化・吸収性の改善、中枢神経系の機能発達、アトピー性皮膚炎の改善などに良好な役割を果たす。<br>〈必須脂肪酸〉<br>　乳児は脂肪酸の代謝系が未熟なため、アラキドン酸やドコサヘキサエン酸（DHA）、リノール酸やリノレン酸などが添加されている。 |
| 炭水化物（糖質） | 乳糖とオリゴ糖のみで構成されている母乳に近づけるため、ほぼ母乳に匹敵する量の乳糖と腸内細菌叢を良好な状態に保つオリゴ糖を添加している。<br>〈乳糖〉<br>　エネルギー源であるとともに、中枢神経系発達や腸内乳酸菌の育成を促進し、ビフィズス菌の増加をうながす。<br>〈オリゴ糖〉<br>　感染防御因子として重要なはたらきをし、ビフィズス菌の増加をうながすシアリルラクトース、さらに感染防御因子のラクトフェリン、ラクトアドヘリンなどが強化されている。 |
| ビタミン | 牛乳中のビタミン類の含有量に関しては、ビタミンKの増強などをはじめ、種々のビタミン類が母乳に近づけるよう規格に合わせて調整、改善されている。<br>〈ビタミンA、D〉<br>　「食品添加物：強化剤」に指定されており、添加物の基準に適合したビタミン原料が使用されている。<br>〈ビタミンK〉<br>　不足しがちなビタミンKは、大豆油などの植物油を配合することによって、天然の形で増強されている。<br>〈ビタミンE〉<br>　天然添加物と呼ばれるビタミン素材が、原料として使用される。ビタミンEの場合は大豆、ナタネなどから抽出された原料を使っている。 |
| ミネラル | 牛乳中のミネラル量に関しては、乳児の未発達な消化器官の負担にならないように調整、改善されている。<br>〈カルシウム・リン〉<br>　牛乳中の含有量は母乳に比べてとても高く、特にリンの比率が高い。現在はWHO（世界保健機関）の指導により、母乳に近い比率に改善されている。<br>〈ナトリウム・カリウム〉<br>　乳児の腎臓に負担がかからないように、母乳比率に近づけるよう調整されている。 |

出典：柳澤正義監、母子衛生研究会編『授乳・離乳の支援ガイド――実践の手引き』母子保健事業団、p.29、2008. を一部改変。

# Step 3

## 1. 混合栄養について

混合栄養とは、母乳と乳児用調製乳を合わせて乳児に与えることをいう。

**混合栄養の方法**

**（1）母乳不足の場合**

①授乳ごとに乳児用調製乳を補う方法と②授乳ごとに母乳と乳児用調製乳を交互に飲む方法がある。①では、乳首の吸啜刺激が授乳ごとにあるので、母乳の分泌は長期間継続することが多い。しかし、②では、乳首の吸啜刺激が少ないために母乳分泌量が次第に減少していくことが多いので、母乳が1日3回以下にならないように努める。

**（2）母親の就労などによる場合**

朝、夕は母乳を与え、母親の仕事中は乳児用調製乳を与える方法である。母乳を乳房にためたままにしておくと母乳分泌量は次第に減少していくので、可能であれば勤務の合間に搾乳し、それを冷凍して、保育所などで与える。

## 2. 母乳育児の留意点

**母乳不足**

母親が母乳不足を訴える場合、母乳不足感なのか、実際に母乳不足なのかを慎重に判断することが重要である。乳児の状態、成長曲線、母親の健康状態、家庭環境を含めて、母親の話をよく聞いたうえで適切な支援を行う。

母乳不足である場合、体重増加不良、授乳時間の延長、授乳間隔の短縮、不機嫌、睡眠障害（特に夜泣きがみられ、目覚めやすくなる）、便秘傾向（便の回数および分量の減少）などがみられる。母親に低栄養、ストレス、疲労など、母乳不足を引き起こす原因があれば、その解決を心がける。原因を除去しても母乳不足が続く場合には不足分を乳児用調製乳で補う。しかし、安易に混合栄養に移行することは慎まなければならない。

**栄養素の不足**

**（1）ビタミンK**

発生頻度は低いが、母乳栄養児のビタミンK欠乏症により生後1～2か月ごろに

頭蓋内出血を起こすことがある。発症原因は母乳中のビタミンK含有量が少ないこと、母乳栄養児の腸内はビフィズス菌が強く、ビタミンKを産生する腸内細菌の発育が抑制され、ビタミンKの供給が低下していることなどであると考えられている。

予防法として、現在は生後2日目、産科施設退院時、ならびに生後1か月の3回、ビタミン$K_2$のシロップ剤の経口投与が行われ、発症は少なくなっている。

**（2）鉄**

鉄の不足により、鉄欠乏性貧血になる場合がある。鉄欠乏はDNA合成、内分泌ホルモン合成、神経発達などに影響を及ぼす可能性が指摘されている。母親の健康状態が良好で成熟児の場合は、体内に鉄を蓄えて誕生してくるために、生後6か月ころまでは鉄欠乏の心配はほとんどない。しかし、出生体重が2500g未満の低出生体重児や早期産児（在胎37週未満で誕生した新生児）は、出生時に体内に蓄えられている鉄の量が少ないことから、鉄の補給を必要とすることが多い。

## 嗜好品の影響

**（1）アルコール**

母体の血中アルコール濃度は、アルコール摂取後30〜60分後に最大になり、母乳中にも移行し、影響を与えるといわれている。生後1か月児のアルコール分解能力は、大人の半分程度しかないことから、授乳中は禁酒する。

**（2）カフェイン**

コーヒー、紅茶、緑茶、チョコレート、コーラなどに含まれるカフェインは、摂取後15〜30分以内に母体の血中濃度が最大になり、母乳中にも移行するといわれている。また、カフェインの作用により乳汁分泌も減少する。コーヒーを1日2、3杯飲む程度ならば、ほとんど問題にはならない。しかし、多量摂取により乳児にカフェインが移行して、興奮して眠れない、刺激に過敏になるなどの報告があり、摂取には注意が必要である。

**（3）たばこ**

たばこ中のニコチンなどの有害物質は、母乳から乳児に吸収され、呼吸器感染症や気管支喘息などのアレルギー性疾患などの発症リスクを高める。また、両親ともに習慣的喫煙がある場合では、非喫煙の場合よりも乳幼児突然死症候群（SIDS）発症リスクが約5倍に高まるとされている。なお、喫煙の害は受動喫煙によってももたらされる。そこで、母親の禁煙とともに、周囲の人にも禁煙の協力を求めていく。

**参考文献**
- 厚生労働省「授乳・離乳の支援ガイド」2007.
- 柳澤正義監,母子衛生研究会編『授乳・離乳の支援ガイド——実践の手引き』母子保健事業団,2008.
- 堤ちはる・平岩幹男『やさしく学べる子どもの食——授乳・離乳から思春期まで 新訂版』診断と治療社,2012.
- 戸谷誠之・伊藤節子ほか編『応用栄養学 改訂第4版』南江堂,2012.
- 堤ちはる・土井正子編著『子育て・子育ちを支援する子どもの食と栄養 第7版』萌文書林,2018.
- 巷野悟郎・向井美惠ほか監『心・栄養・食べ方を育む乳幼児の食行動と食支援』医歯薬出版,2008.
- 新保育士養成講座編纂委員会編『新 保育士養成講座⑧ 子どもの食と栄養 改訂3版』全国社会福祉協議会,2018.
- 日本小児臨床栄養消化器肝臓学会編『小児臨床栄養学 改訂第2版』診断と治療社,2018.

## COLUMN　ビタミンDの不足に気をつけて

　ビタミンDには、カルシウム、リンの腸管からの吸収を促進し、骨へ沈着させ、骨形成と成長を促進する役目があります。不足すると骨の発育不全を起こし、くる病の原因にもなります。ビタミンDは食物で摂取するほか、日光にあたることで、皮下でも合成されます。

　近年、ビタミンD欠乏症と診断される乳幼児の割合が少しずつ増えています。その原因について、過度な紫外線防止対策と不適切な食物制限があげられます。

　過度な紫外線防止対策については、外出を控えたり、日焼け止めクリームを塗ったり、紫外線を通さない衣類を身につけるなどして、紫外線を浴びる機会が少なくなっている場合があります。不適切な食物制限については、食物アレルギーの発症を心配して、ビタミンDを豊富に含む魚や鶏卵、きのこなどの摂取を控えている場合があります。また、魚は「調理が大変」「値段が高い」と敬遠したり、「きのこは苦手」と普段からそれらの摂取頻度が低い場合もあります。乳児用調製乳には、ビタミンDが添加されていますので、混合栄養児や人工栄養児では、ビタミンDの不足は起こりにくいですが、母乳栄養児では不足のリスクが高まりがちです。

　ビタミンD欠乏症を防ぐには、夏であれば一日に数分程度戸外で日光にあたれば、必要量は皮下で合成が可能です。冬は北国では数時間戸外にいないとビタミンDの必要量を合成することは難しくなります。しかし、冬の北国で数時間戸外にいることは現実的ではないので、紫外線によるビタミンD合成にも限界はあります。そこで、ビタミンDを多く含む食品（鮭やさんま、かれいなどの魚や鶏卵、舞茸や干し椎茸などのきのこ類）を積極的に摂取することも勧められます。

（堤ちはる）

# 第7講

# 乳児期の離乳の意義と食生活

　乳児期は口腔機能の発達にともない、母乳やミルクを飲む"哺乳"から食物を食べる"摂食"機能へと発達し、食物の形態は乳汁から固形食へと大きく変化する重要な時期である。そこで、本講では離乳の定義と必要性を理解し、離乳食の進め方、食事の目安、離乳食作りの留意点などについて学んでいく。

　また、"飲ませてもらう""食べさせてもらう"時期から"自分で食べる"ことができるようになる時期でもあることから、子どもの食べる意欲が育つようなかかわりについての理解も深めていく。

# Step 1

### 1. 離乳の定義と必要性

### 離乳の定義

　厚生労働省「授乳・離乳の支援ガイド」には、「離乳とは、母乳または育児用ミルク等の乳汁栄養から幼児食に移行する過程をいう」と定義され、「この間に乳児の摂食機能は、乳汁を吸うことから、食物をかみつぶして飲み込むことへと発達し、摂取する食品は量や種類が多くなり、献立や調理の形態も変化していく。また摂食行動は次第に自立へと向かっていく」と説明が加えられている。

### 離乳の必要性

**（1）エネルギーと栄養素の補給**

　生後5、6か月ごろになると、乳児の成長・発達は著しくなり、水分の多い乳汁だけでは、発育に必要なエネルギー、たんぱく質、鉄、亜鉛、その他のミネラル、ビタミンなどが不足してくる。そこで、乳汁以外の食物からの栄養補給が必要になる。外国では離乳食のことを、乳汁を補完するための食事という意味で、「補完食」と呼ぶこともある。

**（2）消化機能の増強**

　生後5、6か月ごろには、唾液をはじめ消化液の分泌量が増え、歯がはえてくる。この時期に離乳食を与えると、消化酵素が活性化する。消化機能の発現の機会に、乳汁以外の食物を与えれば、離乳食への興味がわき、消化力の増強を図ることができる。

**（3）摂食機能の発達を助長**

　乳児の摂食機能は、乳汁を吸うことから、なめらかにすりつぶした状態のものを飲み込み、しだいに舌でつぶせるもの、歯茎でつぶせるものへと、かたいものをかみつぶして飲み込むことができるようになる。各時期に適した調理形態の食物により、咀嚼・嚥下機能の発達が促進される。

**（4）精神発達の助長**

　離乳食を与えることは、乳汁以外の味、におい、食感、形などが、味覚、臭覚、触覚、視覚などを刺激し、これらの発達をうながす。また、離乳の進行にともない、家族とともに食卓を囲むことで、精神面の発達もうながされる。

**（5）適切な食習慣の確立**

　離乳期の適切な食品の選択や調理法、与え方（食事時刻、回数など）により、望

## Step1 レクチャー

ましい食事習慣が身につき、生活リズムが形成される。これらは幼児期の正しい食習慣の確立につながる。

## 2. 離乳食の進め方の実際

### 離乳開始前の留意点

#### （1）授乳時刻の調整

授乳や離乳食を与える時刻が不規則であると、空腹と満腹のリズムが形成されずに食欲不振になったり、消化器官の負担が増えたりしやすい。そこで、離乳開始前に、授乳時間の間隔が約4時間おきとなるよう調整し、乳児の生活リズムを一定にしておくことが大切である。

#### （2）健康状態の観察

離乳は健康状態の良好なときに開始する。下痢をしやすい、皮膚にトラブルがある、低出生体重児などで発育遅延がある場合などは、医師と離乳の開始時期や方法などを相談する。

### 離乳の開始

離乳の開始とは、なめらかにすりつぶした状態の食物をはじめて与えたときをいう。その時期は生後5、6か月ごろが適当である。離乳の開始の目安として、首がしっかり座る、支えると座れる、大人が食事をする様子を凝視したり、そのときに一緒に口をもぐもぐさせたり、よだれをたらしたりするなど食べ物に興味を示すようになっている、スプーンなどを口に入れても舌で押し出すことが少なくなる（哺乳反射の減弱）などがあげられる。

従来、離乳の準備として、離乳食開始前に果汁を与えることがあった。しかし、厚生労働省「授乳・離乳の支援ガイド」では、「離乳の開始前の乳児にとって、最適な栄養源は乳汁（母乳又は育児用ミルク）である。離乳の開始前に果汁を与えることについては、果汁の摂取によって、乳汁の摂取量が減少すること、たんぱく質、脂質、ビタミン類や鉄、カルシウム、亜鉛などのミネラル類の摂取量低下が危惧されること、また、乳児期以降における果汁の過剰摂取傾向と低栄養や発育障害との関連が報告されており、果汁を与えることの栄養学的な意義はみとめられていない。咀嚼機能の発達の観点からも、通常生後5～7か月ごろにかけて哺乳反射が減弱・消失していく過程でスプーンを口に入れることも受け入れられていくので、ス

第7講　乳児期の離乳の意義と食生活

プーン等の使用は離乳の開始以降でよい」とされ、離乳開始前に果汁を与える必要性がないことが明記された。同じく、重湯（かゆの上澄み液）や野菜スープについても、離乳開始前に与える必要はない。

**離乳食の進め方の目安**

厚生労働省「授乳・離乳の支援ガイド」に示されている離乳食の進め方の目安を**図表7-1**に示す。しかし、これは目安であるので、子どもの体格、活動量など個人差に配慮して進めることが重要である。離乳開始時期を除き、離乳食は栄養バランスに配慮することが大切である。

図表7-1　離乳食の進め方の目安

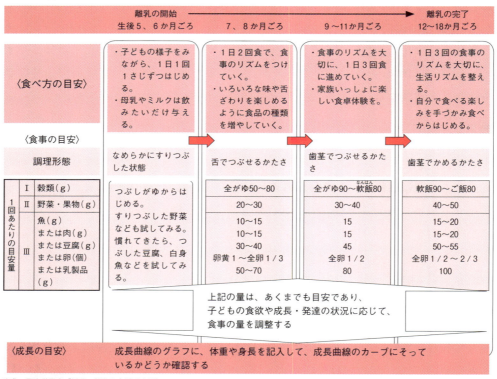

出典：厚生労働省「授乳・離乳の支援ガイド」p.44, 2007.

## 3. 食事の目安

### 食事のリズム

離乳期には、食欲を育み、規則的な食事のリズムで生活リズムを整え、食べる楽しさを体験していくことを目標とする。

離乳の開始時は、子どもの様子を見ながら、1さじずつはじめる。また、母乳や乳児用調製乳は飲みたいだけ飲ませる。離乳が進むにつれ、1日2回食、3回食へと食事のリズムをつけ、生活リズムを整えていくようにする。また、いろいろな食品の味や舌ざわりを楽しむ、家族と一緒の食卓を楽しむ、手づかみ食べにより自分で食べることを楽しむなどの体験を増やしていく。

### 食品の種類と組み合わせ

#### （1）離乳開始ごろ

アレルギーの心配の少ない米がゆからはじめる。新しい食品は、1日に1種類、1さじずつ与え、乳児の様子を見ながら量、種類を増やしていく。慣れてきたらじゃがいもや野菜・果物、さらに慣れたら豆腐や白身魚など、種類を増やしていく。はちみつは、乳児ボツリヌス症の予防のため満1歳になるまでは使わない。離乳の進行に応じて、ベビーフードを利用できる。

#### （2）生後7、8か月ごろ

1日2回食に進むころには、穀類、野菜・果物、たんぱく質性食品を組み合わせる。卵は卵黄（固ゆで）から全卵へ、魚は白身魚から赤身魚、青魚（青背魚）へと進めていく。ヨーグルト、塩分や脂肪の少ないチーズも使用できる。食べやすく調理した脂肪の少ない鶏肉、豆類、各種野菜、海藻と種類を増やしていく。脂肪の多い肉類は少し遅らせる。野菜類には緑黄色野菜も用いる。

#### （3）生後9か月以降

穀類、野菜・果物、たんぱく質性食品を組み合わせて、1日3回食とする。食品の種類や調理方法を多様なものとするために、大人の食事を調味前に取り分けて、離乳食をつくることも勧められる。

鉄が不足しやすいので赤身の魚や肉、レバーを取り入れ、調理には牛乳のかわりに乳児用調製乳を使用するなどの工夫をする。フォローアップミルクは、9か月以降に使用可能であるが、母乳または乳児用調製乳の代替品ではない（第6講67ページ参照）ため、食事量が少ない、種類が偏るなど、離乳が順調に進まず、鉄の不

足のリスクが高い場合などに必要に応じて使用してもよい。

**調理形態と調理方法**

**（1）食品のかたさ、大きさ**

米がゆは、乳児が口の中で押しつぶせるように十分に煮る。はじめは「つぶしがゆ」とし、慣れてきたら粗つぶし、つぶさないかゆへと進め、軟飯へと移行する。野菜類やたんぱく質性食品なども、はじめはなめらかに調理し、しだいに粗くしていく。

**（2）調味**

離乳開始時に、調味料は必要ない。離乳の進行に応じて、食塩、砂糖など調味料を使用する場合は、それぞれの食品素材の味を活かしながら、塩分は0.5％以下、甘味は薄めにおいしく調理する。油脂類の使用も少量とする。

## 4. 離乳の完了

離乳の完了とは、形のある食物をかみつぶすことができるようになり、エネルギーや栄養素の大部分が母乳または乳児用調製乳以外の食物から摂ることができるようになった状態をいう。母乳または乳児用調製乳を飲んでいない状態を意味するものではない。時期は生後12〜18か月ごろである。食事は1日3回となり、その他に1日1〜2回の間食を摂ることを目安とする。母乳または乳児用調製乳は、一人ひとりの子どもの離乳の進行および完了の状況に応じて与える。なお、咀嚼機能は、奥歯がはえるにともない、乳歯のはえそろう3歳ごろまでに獲得される。咀嚼機能の発達の目安について、図表7-2に示す。

## 5. 成長の目安

食事の量の評価は、成長曲線のグラフに体重や身長を記入して、成長曲線にそっているかどうかにより確認する。体の大きさや発育には個人差があり、一人ひとり特有の曲線を描きながら大きくなっていく。身長や体重を記入して、その変化をみることで、成長の経過を確認することができる。

体重増加がみられず成長曲線からはずれていく場合や、成長曲線から大きくはずれるような急速な体重増加がみられる場合は、医師に相談して、その後の変化を観察しながら適切に対応する。

## 図表7-2　咀嚼機能の発達の目安について

| 新生児期〜 | 哺乳反射*によって、乳汁を摂取する。<br>＊哺乳反射とは、意思とは関係ない反射的な動きで、口周辺に触れたものに対して口を開き、口に形のある物を入れようとすると舌で押し出し、奥まで入ってきたものに対してはチュチュと吸う動きが表出される。 |
|---|---|
| 5〜7か月ごろ | 哺乳反射は、生後4〜5か月から少しずつ消えはじめ、生後6〜7か月ごろには乳汁摂取時の動きもほとんど乳児の意思（随意的）による動きによってなされるようになる。 |

**哺乳反射による動きが少なくなってきたら、離乳食を開始**

| | | |
|---|---|---|
| 離乳食の開始 | 口に入った食べものを嚥下（飲み込む）反射が出る位置まで送ることを覚える。 | 〈支援のポイント〉<br>・赤ちゃんの姿勢を少し後ろに傾けるようにする。<br>・口に入った食べものが口の前から奥へと少しずつ移動できるなめらかにすりつぶした状態（ポタージュスープぐらいの状態）。 |
| 7、8か月ごろ<br>（乳歯がはえはじめる）<br>（萌出時期の平均）<br>　下：男子8か月±1か月<br>　　　女子9か月±1か月<br>　上：男女10か月±1か月 | 口の前のほうを使って食べものを取り込み、舌と上あごでつぶしていく動きを覚える。 | 〈支援のポイント〉<br>・平らなスプーンを下くちびるにのせ、上くちびるが閉じるのを待つ。<br>・舌でつぶせるかたさ（豆腐ぐらいが目安）。<br>・つぶした食べものをひとまとめにする動きを覚えはじめるので、飲み込みやすいようにとろみをつける工夫も必要。 |
| （上あごと下あごが合わさるようになる）<br>9〜11か月ごろ<br>※前歯が生えるにしたがって、前歯でかじりとって一口量を学習していく。<br>（前歯が8本はえそろうのは、1歳前後） | 舌と上あごでつぶせないものを歯茎の上でつぶすことを覚える。 | 〈支援のポイント〉<br>・丸み（くぼみ）のあるスプーンを下くちびるの上に乗せ、上くちびるが閉じるのを待つ。やわらかめのものを前歯でかじりとらせる。<br>・歯茎で押しつぶせるかたさ（指でつぶせるバナナぐらいが目安）。 |
| 12〜18か月ごろ<br>（奥歯（第一乳臼歯）がはえはじめる）<br>（萌出時期の平均）<br>　上：男女1歳4か月±2か月<br>　下：男子1歳5か月±2か月<br>　　　女子1歳5か月±1か月<br>※奥歯がはえてくるが、かむ力はまだ強くない。<br>（奥歯がはえそろうのは2歳6か月〜3歳6か月ごろ） | 口へつめ込みすぎたり、食べこぼしたりしながら、一口量を覚える。<br><br>手づかみ食べが上手になるとともに、食具を使った食べる動きを覚える。 | 〈支援のポイント〉<br>・手づかみ食べを十分にさせる。<br>・歯茎でかみつぶせるかたさ（肉だんごぐらいが目安）。 |

（参考文献）
1）向井美惠編著『乳幼児の摂食指導』医歯薬出版，2000．
2）日本小児歯科学会「日本人小児における乳歯・永久歯の萌出時期に関する調査研究」『小児歯科学雑誌』第26巻第1号，pp.1〜18，1988．

出典：厚生労働省「授乳・離乳の支援ガイド」p.46，2007．

# Step2

> **演習** 手づかみ食べの重要性について考えてみよう。また、手づかみ食べに適した食べ物をあげてみよう

**課題**

① 生後9か月ごろから手づかみ食べがはじまるが、この時期の子どもにとって、なぜ、手づかみ食べが重要であるのか、考える。
② 手づかみ食べを支援する際に、どのようなことに配慮したらよいか、グループで話し合う。
③ 子どもが手づかみしやすい食べ物をあげる。

**進め方**

（1）準備するもの
　図表7-2、図表7-3
（2）方法
① 手づかみ食べにより、自分で食べる意欲や、目、手、口の協調動作（きょうちょうどうさ）を育てることができる。なぜ、手づかみ食べが自分で食べる意欲を育てたり、目、手、口の協調動作を育てることにつながるのか、厚生労働省「授乳・離乳の支援ガイド」（図表7-3）の手づかみ食べの重要性を見ながら話し合う。
② 手づかみ食べと遊び食べの違いは何か、考える。
③ 手づかみ食べを支援する際、配慮すべき点を下記Ⓐ～Ⓒのイラストをもとに、箇条書きにする。
④ 子どもが手づかみしやすい食べ物を、食事やおやつを想定して考える。

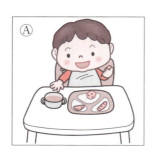 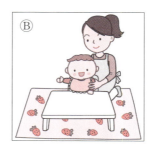 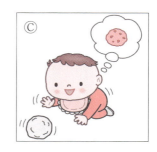

## 図表7-3 手づかみ食べについて

### 手づかみ食べの重要性

「手づかみ食べ」は、食べ物を目で確かめて、手指でつかんで、口まで運び口に入れるという目と手と口の協調運動であり、摂食機能の発達の上で重要な役割を担う。

○目で、食べ物の位置や、食べ物の大きさ・形などを確かめる。
○手でつかむことによって、食べ物の固さや温度などを確かめるとともに、どの程度の力で握れば適当であるかという感覚の体験を積み重ねる。
○口まで運ぶ段階では、指しゃぶりやおもちゃをなめたりして、口と手を協調させてきた経験が生かされる。

摂食機能の発達過程では、手づかみ食べが上達し、目と手と口の協働ができていることによって、食器・食具が上手に使えるようになっていく。
また、この時期は、「自分でやりたい」という欲求が出てくるので、「自分で食べる」機能の発達をうながす観点からも、「手づかみ食べ」が重要である。

### 手づかみ食べの支援のポイント

**手づかみ食べのできる食事に**
・ご飯をおにぎりに、野菜類の切り方を大きめにするなどメニューに工夫を。
・前歯を使って自分なりの一口量をかみとる練習を。
・食べ物は子ども用のお皿に、汁物は少量入れたものを用意。

**汚れてもいい環境を**
・エプロンをつけたり、テーブルの下に新聞紙やビニールシートを敷くなど、後片づけがしやすいように準備して。

**食べる意欲を尊重して**
・食事は食べさせるものではなく、子ども自身が食べるものであることを認識して、子どもの食べるペースを大切に。
・自発的に食べる行動を起こさせるには、食事時間に空腹を感じていることが基本。たっぷり遊んで、規則的な食事リズムを。

（参考文献）向井美惠編著『乳幼児の摂食指導』医歯薬出版, 2000.
出典：厚生労働省「授乳・離乳の支援ガイド」p.47, 2007.

第7講　乳児期の離乳の意義と食生活

# Step 3

## 1. 離乳期の食生活の問題と対応

**粒状の離乳食をいやがる**

　なめらかにすりつぶしたペースト状の食品は食べられるようになっても、粒状の食品が混ざると口から出したりすることがある。このような場合には、形態をペースト状に戻して飲み込む練習を積み重ねてから粒状の食品を再度試す、ペースト状の食品と粒状の食品を混合しないで分けて与える、などにより粒状の食品に慣らしていくとよい。

**食欲不振**

　生後9か月ごろの離乳食が1日3回になる時期に食欲不振がみられることがある。これは、それまでより体重増加割合が緩慢になり、エネルギーや栄養素の必要量が減少することが原因であると考えられている。また、味覚の発達も顕著な時期であることから、食材、調理法、味つけが単調な場合には食欲が減退することもある。このような場合には、空腹で食事時間をむかえられるように生活リズムを整えたり、調理法を変化に富んだものになるように工夫したりするとよい。

**乳汁摂取量の極端な減少**

　離乳食に慣れてきたころに、乳汁摂取量が極端に減少する場合がある。しかし、この時期は、まだ離乳食だけではたんぱく質や鉄、カルシウムをはじめとする各種ミネラルやビタミンのバランスのよい摂取は困難なことが多い。一方、母乳や育児用ミルクにはそれらが乳児に適した割合で含まれている。そこで1歳ころまでは、離乳食をよく食べても、乳汁を与えることが必要であり、離乳の各時期に適切な乳汁と離乳食の量的な割合を保つことが発育・発達をうながすためには重要である。

**食べ物の好き嫌い**

　離乳期に特定の食べ物ばかり食べたがり、嫌いな物は口にしないという状況がみられることがあり、栄養のかたよりなどを気にする人もいる。しかし、これは幼児期の偏食とは別のものであると考えることができる。今まで好んで食べていた物を急に嫌がり、別の食べ物ばかりを欲しがることなどを繰り返す場合もある。この時期は、そのときの気分や体調によっても変わるため、食べ物の好き嫌いがまだ固定化したものではない。

そこで、ある食べ物を何回か食べなかったからといって、嫌いな食べ物と決めつけて食卓に出さないのではなく、日を変える、調理法・切り方・盛りつけを変えるなどの工夫をする。また、家族や親しい人と食卓をかこみ、食事を楽しむ雰囲気のなかで励まし、少しでも食べられたら、たくさんほめることで、子どもの食べる意欲を引き出すことも大切である。

**不適切な食物除去の影響**

食物アレルギーは、個人によりアレルゲン（アレルギーを起こす抗原）が異なる（第15講参照）。近年、医師の診断なしに親が、食物アレルギーが「心配だから」「念のために」と特定の食物を制限する除去食を与えたり、医師の指示以上に食物制限を厳しくしている状況がみられることがある。食物の摂取制限が厳しいほど、栄養不足やかたよりが起きやすく、それにより発育遅延や心理的な負担の増加などの問題点が増える。除去食を行う必要性の有無やその制限の範囲は、医師の診断のもとに決定されなければならない。なお、成長にともない食物の除去を解除できる場合もあるので、定期的に医師の診断を受けることが重要である。

## 2. ベビーフード

ベビーフードの種類はドライタイプとウエットタイプに大別される。ドライタイプには、熱風乾燥した粉末製品と急速冷凍後に乾燥させたフリーズドライ製品がある。粉末製品は離乳初期に用いるかゆや野菜をすりつぶしたものなどが多い。フリーズドライ製品には粒状のものとペースト状に仕上がるものがある。適量の熱湯を加えて使用する。乾燥状態なので必要量を使用し、残りは保存することができる。ウエットタイプにはびん詰めとレトルトの製品があり、開封後、そのまま与えられるので便利である。図表7-4にベビーフードの利点と留意点を示す。

**図表7-4** ベビーフードの利点と留意点

| | |
|---|---|
| 利点 | ・月齢に合わせてかたさ、大きさ、粘度などが調整されているので、離乳食を手づくりする際、見本になる。<br>・手づくりの離乳食との併用で、食品数、調理形態が豊かになる。<br>・製品の外箱などに離乳食メニューが提案されているものもあり、離乳食の取り合わせの参考になる。 |
| 留意点 | ・多種類の食材を使用した製品は、それぞれの食材の味、かたさの体験がしにくい。<br>・1歳近くになると、製品によっては子どもの咀嚼力に対してやわらかすぎることがある。 |

**参考文献**

- 厚生労働省「授乳・離乳の支援ガイド」2007.
- 柳澤正義監,母子衛生研究会編「授乳・離乳の支援ガイド――実践の手引き」母子保健事業団,2008.
- 堤ちはる・平岩幹男『やさしく学べる子どもの食――授乳・離乳から思春期まで 新訂版』診断と治療社,2012.
- 巷野悟郎・向井美惠ほか監『心・栄養・食べ方を育む乳幼児の食行動と食支援』医歯薬出版,2008.
- 堤ちはる・土井正子編著『子育て・子育ちを支援する子どもの食と栄養 第7版』萌文書林,2018.
- 新保育士養成講座編纂委員会編『新 保育士養成講座⑧ 子どもの食と栄養 改訂3版』全国社会福祉協議会,2018.
- 日本小児栄養消化器肝臓学会編『小児臨床栄養学 改訂第2版』診断と治療社,2018.
- 戸谷誠之・伊藤節子ほか編『応用栄養学 改訂第4版』南江堂,2012.

---

**COLUMN 「新奇性恐怖」と食わず嫌い**

　人間には、はじめて見るものに対しては、まず恐怖心をもち警戒する行動様式が備わっています。これを「新奇性恐怖」といいます。子どもも新しい食べ物を前にすると恐怖心から"食わず嫌い"になることがあります。言い換えるとこの時期の好き嫌いは、"その食べ物が嫌い"というよりは、"その食べ物を食べ慣れていない"ことから発生することが多いです。

　そこで、苦手な食べ物がある子どもには、「食べないから」「嫌がるから」と食卓から除いてしまうのではなく、さまざまな調理法や味付けなどを体験することでその食材に慣れていくことが勧められます。そのとき、一緒に食卓を囲む人が「ああ、おいしい」と食べ物に向き合うことで恐怖心が薄らぎ、自分も食べてみたくなるかもしれません。特に、それが親や家族など親しい人ならなおさら、安心して食べることができるようになることでしょう。

　毎日の食事では、まわりの人と一緒にそれぞれの食べ物のおいしさを話しながら楽しい食卓にすることが大切です。

（堤ちはる）

# 第8講

## 幼児期の心身の発達と食生活

　　幼児期は、生涯にわたる食生活の基礎がつくられる時期である。
　本講では食に関するさまざまな発達過程と成長に欠かせないエネル
ギーおよび栄養素の必要性を学び、食事やおやつなどの組み合わせ
等を通して正しい食生活のあり方を理解する。
　　また、身体機能や味覚(みかく)の発達に起因する幼児期特有の食行動に
ついて、保護者・子ども双方に向けた具体的な支援方法を理解する。

# Step 1

## 1. 幼児期の成長と発達

### 体の成長

　乳児期より発育速度はゆるやかになるが、4歳になると身長は出生時の約2倍、体重は出生時の約5倍となる。乳児期に比べて身長の伸びが著しいため、やや細長い体型となる。運動機能も発達して動作も活発になり運動量が増えるため、エネルギーをはじめ、栄養素を十分満たす必要がある。

### 消化・咀嚼機能

　大人に比べて消化機能は未熟である。細菌に対する抵抗力は大人に比べて未熟なため、離乳期に引き続き、食中毒などには十分配慮する。

　食べ物を咀嚼する能力には歯の本数が大きく影響している。1歳児は、前歯と第一乳臼歯がはえる時期であり、前歯を使ってかみ切ることはできても奥歯がはえそろわないため、かたいものや弾力のあるものをすりつぶすことはまだ難しい。2歳児は、乳歯がはえそろうが、かむ力はまだ弱いため、かた過ぎるものなどは処理できないことが多い。3歳児以降になると奥歯でかむことが上手になり大人とほぼ同じものが食べられるようになる。1、2歳児が食べにくい食品（図表8−1）は料理の工夫により食べる経験を積むことが大切である。

**図表8−1** 食べにくい特徴とその代表的な食品

| 特徴 | 代表的な食品 |
|---|---|
| ペラペラしたもの | レタス わかめ |
| 皮が口に残るもの | 豆 トマト |
| かた過ぎるもの | かたまり肉 えび いか |
| 弾力のあるもの | こんにゃく かまぼこ きのこ |
| 口の中でまとまらないもの | ブロッコリー ひき肉 |
| 唾液を吸うもの | パン ゆで卵 さつまいも |
| 匂いの強いもの | にら しいたけ |

出典：太田百合子「特集：21世紀の子どもの食——幼児期の気になる食行動」『小児科臨床』第57巻第12号, pp.117〜124, 2004. を一部改変。

### 摂食行動

　幼児期は、自分で食べたがるようになる。手づかみから食具（スプーン、フォー

## 図表8-2　幼児の食生活の発達

| 区分 / 食の要点 | | 離乳食 9〜11か月 | 幼児食 前期 (前半) 1歳 1〜1歳半 | 幼児食 前期 (後半) 2歳 | 幼児食 後期 3・4・5歳 |
|---|---|---|---|---|---|
| 発達 | | はいはい | 二本足歩行・手指を使う | | 自我の発達 |
| 生歯 | | | 前歯、第一乳臼歯 | 乳歯がはえそろう、第二乳臼歯 | 安定した時期 |
| 口腔機能発達段階 | | | 咬断期・一口量学習期 | 乳臼歯咀嚼学習期 | 咀嚼機能成熟期 |
| 食具使用機能発達段階 | | | 食具使用学習開始期 | 食具使用学習期 | 食具使用成熟期 |
| 食べ方 | 手づかみ | 遊び食べ、こぼす | | | |
| | スプーン | | | すくう、口などで食べる | |
| | フォーク | | | | |
| | はし | | | | |
| 食品 | 形 | | 手づかみしやすい形 | スプーンやフォークで扱いやすいもの | |
| | 大きさ | 1cm角位の大きさ | 前歯でかみ切れる大きさ 平らで大きい | 小さいもの、大きいものなどいろいろな大きさ | |
| | かたさ | 歯茎でつぶせる | 前歯でかみ切れる、奥歯でつぶせる煮物程度のもの | 奥歯ですりつぶせる、しんなりいためた程度のもの | 大人より少しやわらかめのもの |
| 集団保育 | | 保育者と1対1の介助・援助 | 一人ひとりの意欲中心に食事に取り組む | 友だちとともに楽しく食べる | 健康教育、調理保育等を取り入れ食生活を豊かに |

出典：太田百合子「レクチャー　食生活に関する相談のすすめ方」日本保育協会『平成15年度　保育所子育て相談推進セミナー（東京）テキスト』2003. を一部改変。

ク、箸）の使い方を覚えていく。自分の口に合った一口量を学習し、咀嚼への動きにつなげていく。指、手首、腕の機能の発達にともない、手のひら握り、指握り、鉛筆持ちへと変化する。摂食や食行動の発達を**図表8-2**に示した。

### 精神発達

1歳前後は「自己意識」の芽生えにより、食事を自分1人で食べたがるようになる。親の食べているものに興味を示し、食べたがるようになる。所有欲が高まり、欲しいものは強く主張する。2歳ごろになると仲間と同じものが食べたくなり、一緒に楽しむようになる。3歳ごろになるとさらに仲間と一緒に食事を楽しみ、食べ物の情報交換ができるようになる。4、5歳になると社会性が発達して、嫌いなものも食べてみようと思ったり、食べ物を分け合うことができるようになっていく（**図表8-3**）。幼児期は情緒が不安定な時期なので、保育者は子どもの気持ちを理解するように心がける。

| 図表8-3 | 食行動の発達の目安 |

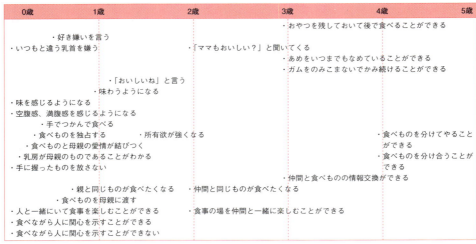

出典：乳幼児食生活研究会編『幼児の食生活——その基本と実際』日本小児医事出版社，p.36，2010．

## 2. 幼児期の栄養

**栄養量**

　幼児期は、身体発育が盛んな時期である。この時期の栄養は、体重1kgあたりのエネルギー、たんぱく質、鉄、カルシウムなどの摂取量が、成人と比べて2～3倍必要である。身体が小さいわりに多くのエネルギーや栄養素を必要としているので、1日3回の食事と間食（おやつ）には十分に配慮する必要がある。

　日本人の食事摂取基準から1日の推定エネルギー必要量は、1～2歳では男子950kcal、女子900kcal、3～5歳では男子1300kcal、女子1250kcalである。これを3回の食事と、間食に配分する。1回の食事量を弁当箱で例えると、弁当箱の容量とエネルギー量はほぼ比例するので、1回あたりの食事量は、1～2歳児は300mL（270～300kcal）、3～5歳児は400mL（375～390kcal）の弁当箱につめられる量を参考にするとよい（**Step 2 参照**）。

　また、幼児は一度に食べられる量に限りがあるので、3回の食事だけでは栄養をとることが難しい。そのため、間食（おやつ）は食事の一部とし、食事で不足しがちな栄養素を補う必要がある。間食（おやつ）の量の目安を、1日の必要エネルギー量の約15～20％にすると、1～2歳男子で約150kcal、女子で約135kcal、3～5歳男子で約260kcal、女子で約250kcalとなる。ただし、運動量や体格、食べる量は、

個人差が大きいので次の食事に響かない量にする。

近年の「国民健康・栄養調査」の結果からは、栄養素の摂取はおおむね良好であるが、ナトリウム（食塩）の過剰摂取、鉄とカルシウムの摂取不足がみられる子どももいるので、個別に食生活の改善が望まれる。

## 間食（おやつ）

### （1）間食（おやつ）の役割

間食（おやつ）の役割には、次の3つの面がある。

① **栄養面**：幼児の胃は小さく消化機能が未熟であり、また、むら食いや好き嫌いなどの差が大きいために食事だけでは不足しがちである。間食（おやつ）によりエネルギー、栄養素、水分を補う必要がある。

② **精神面**：食事では味わえない、におい、味、食感などを経験し楽しい感情を増やす。簡単なお手伝いをすることから役に立つ気持ち、分け合ったり一緒に分かち合うことから感謝する気持ちなどの楽しい記憶体験が増える。

③ **教育面**：手洗いなどのしつけやマナーなどが無理せず身につきやすい。一緒につくることで興味や関心がもてる。行事にともなう間食（おやつ）は、食文化を伝えることができる。

### （2）間食（おやつ）の回数

1日1～2回とする。子どもが欲しがるままに与えると、むし歯や肥満、偏食の原因になりやすいので、時間と量を決めて与える。

## 誤嚥・窒息などの事故

幼児期は、誤嚥、窒息の事故が多い。誤嚥、窒息がみられやすい理由として、臼歯がないため食べ物を大きいまま飲み込む、食べているときに走る、遊ぶ、乗り物に乗っているときに揺れてしまうなどがある。食事中は大人がそばを離れないことが大切である。誤嚥に注意すべき食物は、2歳までは食べさせないか、食べさせるときは十分に注意する必要がある。

> **注意すべき食物**：ピーナッツなどの豆類、りんご片、肉片、もち、こんにゃくゼリー、たくあん、あめ玉、ミニトマト、ぶどう、ちくわなど

# Step2

**演習1** 　3～5歳児の昼食のお弁当の中身を考えてみよう

**課題**

① お弁当をつくるときのポイントを理解する。
② 食べやすく栄養バランスを考えた献立を考える。

**進め方**

**（1）方法**

① 主食であるご飯やパン、麺類などを1/2、副菜である野菜、果物、海藻などを1/3、主菜である肉、魚、卵などを1/6の割合を目安にする。
② 不足しがちなカルシウム、鉄が補える献立を考える。
③ 赤、白、黒、緑、茶、黄色などの見た目の彩りを考える。
④ 食べやすい大きさ、形などを考える。
⑤ いろいろな食感が楽しめる献立を考える。
⑥ お弁当箱（**図表8-4**）に献立をイラストで描いてみる。

**図表8-4**　お弁当の中身を考えイラストで描いてみよう

| 主食（1/2） |
| --- |
| ご飯・パン・麺類など |

| 副菜（1/3） | 主菜（1/6） |
| --- | --- |
| 野菜・果物・海藻などのおかず | 肉・魚・卵などのおかず |

## お弁当をつくるときのポイント

① 完全に火を通す
　食中毒菌は75℃で5分加熱すれば死滅する。肉などは、中心部までしっかり火を通す。前日に調理したものは当日火を通す。ハム、ちくわなどの加工品は火を通す。

② 粗熱がとれてからつめる
　火を通して冷めるのに時間がかかるものからつくる。
　ご飯は、冷えてからつめるとかたまってつめづらいので、熱いままお弁当箱につめてから冷ます。おかずは、熱いままつめてふたをすると腐敗や変質をしやすいので冷ましてからつめる。

③ 水分を調節する
　水分の多い料理は、腐敗しやすく汁漏れしやすいのでお弁当には向かない。和え物は汁気が出るので夏場などは避ける。逆に水分の少ない料理はパサパサして食べにくいのでとろみでとじてしっとりさせる。

〈食材別のポイント〉

パン：トーストは時間がたつとかたくなるので、しっとりした野菜や卵などの具をサンドイッチのようにはさむ。

ピラフ、チャーハン：パラパラして食べにくいので野菜を多く入れてしっとりさせる。具入りご飯は傷みやすいので夏場などは避ける。

麺類：冷めるとくっつきやすいので1/3〜1/2の長さに折り少量の油を入れて、いつもよりかためにゆでる。

野菜：ゆで野菜はしっかり水気を切る。かつお節、ゆで卵などを下に敷くと水分を吸ってくれる。煮物は煮つめて水分を飛ばしたり、あんかけにして水分をとじ込めたりする。

④ 別々に仕切る
　ご飯とおかずは別の容器につめる。おかずは1種類ずつ仕切る。

演習1 を実施するにあたって、下記のような順に考えるとよい。

1．ご飯、パン、麺類の中から主食を選ぶ。
2．「和」「洋」「中華」を決めて、お弁当全体に一体感を。
3．肉、魚、卵から主菜を選ぶ。
4．甘味、塩味、酸味等の味付けや食感は似ないように変化をもたせる。
5．旬の食品を選ぶ。

第8講　幼児期の心身の発達と食生活

## 演習 2　おやつの大切さを学び、家庭支援に向けて具体的な与え方を考えてみよう

**課題**

① おやつの役割や適量を確認する。
② おやつに適する内容を確認する。
〈おやつの内容〉
　食品：乳製品、果物、いも類、小魚、ご飯などと水分
　質　：薄味（糖分、塩分ひかえめ）にする。油を控える。添加物が少ないものにする。

**進め方**

**（1）方法**
　3〜5歳児の具体的なおやつの組み合わせを考える。
① 牛乳と組み合わせたおやつを考える（図表8-5）。
② ジュース、お茶と組み合わせたおやつを考える（図表8-5）。
③ 市販のお菓子、飲料のエネルギー量を調べる。
④ ①、②については、市販のお菓子、飲料を組み合わせて250kcal前後になるよう考える。

### 主な食品と参考となるエネルギー量

- 乳製品
  牛乳100mL（67kcal）、ヨーグルト1個（70kcal）、スライスチーズ1枚（60kcal）
- 果物
  いちご（中）5個（25kcal）、りんご1/6個（25kcal）、なし1/6個（23kcal）、みかん（中）1個（35kcal）、もも1/4個（18kcal）、メロン1/8個（35kcal）、バナナ（大）1/2本（50kcal）、巨峰ぶどう3粒（22kcal）、キウイフルーツ（中）1個（40kcal）、柿（中）1個（75kcal）、スイカ3cm角5個（60kcal）
- いも類
  焼きいも1cm輪切り（45kcal）、大学いも1個（50kcal）、じゃがいも1/2個（40kcal）
- 穀類
  ご飯100g（168kcal）、ロールパン1個（90kcal）、マカロニ15個（30kcal）、うどん1/2人分（160kcal）

Step1 | **Step2 プラクティス** | Step3

### 市販のお菓子などの栄養成分表示

お菓子・ジュースなどの加工食品には、栄養成分表示をしているものがあるので確認しよう。

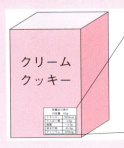

| 栄養成分表示 | |
|---|---|
| 内容量 | 65g |
| エネルギー | 320kcal |
| たんぱく質 | 3.6g |
| 脂質 | 13.8g |
| 炭水化物 | 45.6g |
| ナトリウム | 329mg |

**図表8-5** 牛乳・オレンジジュース・麦茶と組み合わせたおやつを描いてみよう

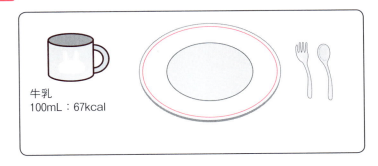

牛乳
100mL：67kcal

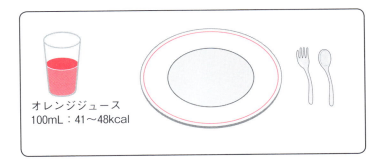

オレンジジュース
100mL：41〜48kcal

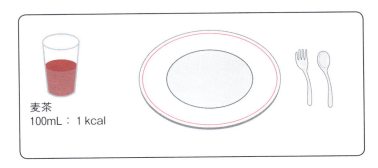

麦茶
100mL：1kcal

第8講 幼児期の心身の発達と食生活

# Step 3

## 幼児期の食の問題と気になる食行動

保護者が「現在子どもの食事で困っていること」を**図表8-6**に示した。

年齢別に見ると2～3歳未満では「遊び食べ」が41.8％と最も高く、次いで「むら食い」、「偏食する」の順に高かった。3歳以上では「食べるのに時間がかかる」の割合が最も高く、次いで「偏食する」であった。約8割の保護者が子どもの食事について困りごとを抱えていた。興味深いのは、年齢ごとに比較すると、年齢が進むにつれ減少する項目と増加する項目があるということである。発達とともに食行動が変化し、保護者の悩みが変わってくるともいえる。

望ましい対応は、食事の前には空腹感があることである。食事時間の適度な間隔を保ち、間食（おやつ）を適量とし、適度な運動をすることを心がける。無理強いすると食欲に影響があるので、食事時間は、20～30分で切り上げるようにする。子どもは、人の食べる様子をよく観察しているので、一緒に楽しく食べることも大切である。

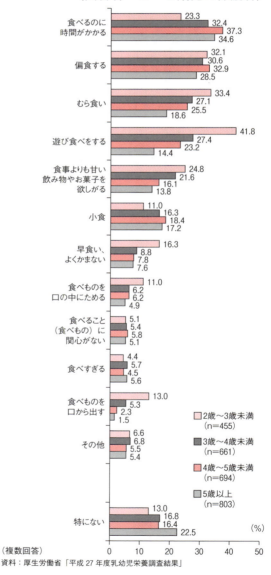

図表8-6 現在子どもの食事で困っていること
（回答者：2～6歳児の保護者）

（複数回答）
資料：厚生労働省「平成27年度乳幼児栄養調査結果」

### 遊び食べ

遊び食べが過ぎることはよいことではないが、手づかみ食べがはじまると、食べ物で遊んでいるように見える。子どもにとっては、自分で食べ物を確認して学習する大切な行動である。

### むら食い

自己調節機能の未熟さが、食欲のむらという現象になる。例えば、2〜3日単位でよく食べる日と食べない日がある、昼食はほとんど食べないが夕食は普段の量以上に食べる、というような状態である。機嫌がよく、元気であれば気にしなくてもよい。むしろ食べることを無理強いすることで、食欲不振になることもある。食欲のないときは食べることを強制しないことである。

### 好き嫌い

3歳ごろまでは、奥歯がはえそろっていないので食べもののかみにくさが影響していることが多い。食べやすく、やわらかくする、とろみをつける、細かく切るなど調理の工夫が必要である。

好き嫌いは、味覚の発達との関係がある。幼児期は、酸味、苦味などにはまだなじめないので、年齢とともにあせらずに経験を増やしていく。食べものをおいしく感じていくには、**図表8-7**のように、さまざまなことが関係している。

**図表8-7** 味覚の発達

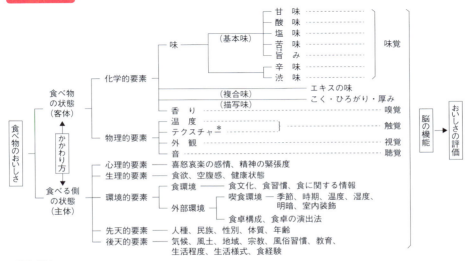

＊表面の質感
出典：川端晶子・畑明美『Nブックス 調理学』建帛社、p.22、2008. を一部改変.

**参考文献**
- 厚生労働省「日本人の食事摂取基準 2015年版」2014.
- 高野陽・高橋種昭ほか『子どもの食と栄養──健康と食べることの基本 第5版』医歯薬出版, 2013.
- 乳幼児食生活研究会編『幼児の食生活──その基本と実際』日本小児医事出版社, 2010.
- 巷野悟郎・向井美惠ほか監『心・栄養・食べ方を育む乳幼児の食行動と食支援』医歯薬出版, 2008.
- 上田玲子編著『子どもの食生活──栄養・食育・保育 第3版』ななみ書房, 2018.

## COLUMN　職員間の連携

　ある保育園の2歳児クラスでは、「楽しく食べる子」「好き嫌いなくなんでも食べる子」を目標に取り組んでいます。しかし、保育士としては好き嫌いの多い時期だから食べ残しが多いのは仕方がないと思いつつ、せっかく調理員の方たちが作ってくれたものだから子どもには、「がんばって残さず食べようね」と言ってしまうこともあります。

　この2つの目標を達成するために、食べるかどうかや量だけに目を向けるのではなく、何かほかの方法はないか議論しました。

　保育士からは、お腹が空いていない子が多いから外遊びを増やす？　食事時間を少し変えてみる？　最初は少量だけ盛り付けてみる？　調理前の食品に触れさせて興味をもたせてみる？　などの意見が出されました。

　栄養士や調理員からは、味付けや切り方など調理の工夫をしたいので子どもたちの食べ方を定期的に確認したいこと、給食に使う食品の簡単な下ごしらえの経験をさせてみたいことなどの案が出されました。

　子どもの好き嫌いを減らすには、子どもたちが食べ物に興味をもつこと、食を通した楽しい経験を増やすことが大切です。このように職員同士で子どもたちの発達年齢に合わせた取り組みを考えたり、時には振り返りながら足並みをそろえていくことが大切です。

（太田百合子）

# 第9講

# 学童期・思春期の心身の発達と食生活、生涯発達と食生活

　健康寿命の延伸をめざすには、生涯にわたる食生活を学ぶ必要がある。学童期・思春期の成長と発達を支えるものとして、給食の役割が大きい。給食を振り返ることで食育の大切さを学ぶ。次世代を育てるという視点から、特に妊娠期(にんしんき)(胎児期(たいじき))に焦点をあて、栄養・食生活について理解を深める。肥満ややせの問題、生活習慣病を予防するための栄養教育の変遷(へんせん)を学び、子どもの食生活のあり方を理解する。

# Step 1

## 1. 学童期・思春期の成長と発達

**体と心の成長**

　学童期は、小学校1年生〜6年生の6歳から11歳までの児童であり、思春期とは、第二次性徴のはじまりから性成熟までの段階をいう。第二次性徴は個人差があるが、男女差もみられ、男児のほうが女児より2〜3年遅れてはじまる。

　身長と体重は学童期後半から著しく発育する。これを第二発育急進期といい、胎児期から乳児期の第一発育急進期と対比できる。身長がもっとも伸びる時期の平均値は、男児の場合11〜12歳、女児の場合9〜10歳である。

　歯牙の発達は、乳歯の脱落が7歳前後にはじまり、12歳前後で完了し、永久歯が出そろう。

　精神的発達は、記憶力、理解力、想像力が富んでくる。自己中心性から社会性が身につき、集団のなかでの役割の理解や協調性も身についてくる。思春期の感情は、表現方法が著しくなる。親から独立したい自立心が強くなるが、依存心と自立心の両面性があり不安定な時期である。

## 2. 学童期・思春期の食生活の特徴

**栄養量**

　学童期、思春期は、維持量と著しい身体発育、身体機能の変化に対応した十分な栄養素を必要とする。年齢別の食事摂取基準の1日の推定エネルギー必要量は、男児15〜17歳、女児12〜14歳が最大値となる（図表9-1）。特にエネルギー、たんぱく質、カルシウムは成人よりも必要である。

　近年の国民健康・栄養調査の結果からは、栄養素の摂取はおおむね良好である。その背景として学

**図表9-1** 推定エネルギー必要量（kcal/日）

| 性別 | 男性 | | | 女性 | | |
|---|---|---|---|---|---|---|
| 身体活動レベル* | Ⅰ | Ⅱ | Ⅲ | Ⅰ | Ⅱ | Ⅲ |
| 6〜7歳 | 1,350 | 1,550 | 1,750 | 1,250 | 1,450 | 1,650 |
| 8〜9歳 | 1,600 | 1,850 | 2,100 | 1,500 | 1,700 | 1,900 |
| 10〜11歳 | 1,950 | 2,250 | 2,500 | 1,850 | 2,100 | 2,350 |
| 12〜14歳 | 2,300 | 2,600 | 2,900 | 2,150 | 2,400 | 2,700 |
| 15〜17歳 | 2,500 | 2,850 | 3,150 | 2,050 | 2,300 | 2,550 |

＊身体活動レベルの低い、ふつう、高いのレベルをそれぞれⅠ、Ⅱ、Ⅲで示した（図表4-2参照）。
出典：厚生労働省「日本人の食事摂取基準 2015年版」2014.

校給食の影響が大きい。平均摂取量においては、カルシウムなどいくつかの栄養素を除き、ほぼ満足な状況であるが、学校給食のないときや個別ではばらつきがある。特に思春期は、女児のやせ指向や過食(かしょく)、欠食(けっしょく)などによる不適切な食事内容が問題である。

## 3. 生涯発達の考え方

　人間の生涯は、連続して経過していく。保育の視点から、子どもの発育・発達について学ぶ意義の大きさはいうまでもないが、生涯全体のなかでの、乳児期・幼児期の位置づけや、各ライフステージにおける特徴を理解したうえで、子どもの食生活のあり方を考えていくことが重要である。

　少子・高齢化の現代の日本において、次世代の子どもたちの支援を効果的に続けていくことが課題で、世代間交流を積極的に行い、人生のどの時期においても変化、発達をしていることを念頭に、相互に好影響を与え合い、成長していけるようにしていかなければならない。

## 4. 妊娠期や授乳期の栄養と食生活

　生涯にわたっての心身の健康を考えるとき、起点となる妊娠期(にんしんき)（胎児期(たいじき)）や授乳期は重要である。

　妊娠期や授乳期は、対象となる年代が10歳代から50歳代まで幅広いことが特徴で、それぞれの状況に応じた対応が必要である。母親側からだけでなく、妊娠期や授乳期の栄養管理は胎児・乳児の栄養管理も兼(か)ねることを理解しておくことが重要である。

### 妊娠期の摂取に留意すべき栄養素

　妊娠期や授乳期の栄養素等摂取で注意すべきものを**図表9-2**にまとめた。

　過剰摂取に留意すべき栄養素等では、ビタミンA、メチル水銀、アルコールやカフェインなどがある。ビタミンAは妊娠3か月以内に過剰に継続して摂取すると奇形発生の危険性が高いとされている。また、日本人が多く摂取している魚類では、食物連鎖により水銀を多く含むものがある（キンメダイ、クロマグロなど）。しかし、魚は良質のたんぱく質源でもあり、偏(かたよ)らずにいろいろな魚を摂取するようにするとよい。

**図表9-2** 妊娠・授乳婦が摂取に留意すべき栄養素等

| 栄養素等 | 含まれる食品等 | 影響 |
|---|---|---|
| ビタミンA | レバー、ウナギ、サプリメント | 過剰：催奇形性 |
| メチル水銀 | キンメダイ、メカジキ、クロマグロ、メバチ | 過剰：聴力に影響（社会生活に影響はない） |
| アルコール | 日本酒、ビール、焼酎、ワイン、ウイスキー | 過剰：胎児、乳児の発育に影響、催奇形性、発達遅延 |
| カフェイン | コーヒー、紅茶、緑茶 | 過剰：動物実験で催奇形性 |
| 葉酸 | 緑黄色野菜、サプリメント | 不足：神経管閉鎖障害発症リスク |
| 鉄 | レバー、大豆製品、緑黄色野菜 | 不足：貧血 |
| ビタミンK | 緑黄色野菜、肉、卵 | 不足：特発性乳児ビタミンK欠乏症（頭蓋内出血）、新生児メレナ（消化管出血）発症リスク |

　不足すると影響のあるものとして、葉酸、鉄などがある。葉酸はビタミンB群の1つで、造血や細胞分化にかかわるビタミンである。妊娠前後における葉酸の不足により、胎児の神経管閉鎖障害の発症リスクが高まるとされている。鉄は胎児の発育、循環血液量の増加にともなう赤血球の増加により需要が高まるため、貧血に注意する。

## 妊産婦のための食生活指針・妊産婦のための食事バランスガイド

　妊娠期や授乳期の望ましい食生活については、「妊産婦のための食生活指針」が厚生労働省から公表されている（図表9-3）。妊産婦の食生活、心やからだの健康について、9つの項目から構成されている。指針の対象は妊産婦であるが、妊娠前からの食生活管理が重要であることや留意すべき栄養素等についての説明がわかりやすい言葉で表現されている。さらに、「何を、どれだけ」食べてよいかについては、「食事バランスガイド」を用いた、妊産婦のための食事の組み合わせや付加量について具体的に示されている（図表9-4）。

### 図表9-3　妊産婦のための食生活指針

**妊娠前から、健康なからだづくりを**
妊娠前にやせすぎ、肥満はありませんか。健康な子どもを生み育てるためには、妊娠前からバランスのよい食事と適正な体重を目指しましょう。

**「主食」を中心に、エネルギーをしっかりと**
妊娠期・授乳期は、食事のバランスや活動量に気を配り、食事量を調節しましょう。また体重の変化も確認しましょう。

**不足しがちなビタミン・ミネラルを、「副菜」でたっぷりと**
緑黄色野菜を積極的に食べて葉酸などを摂取しましょう。特に妊娠を計画していたり、妊娠初期の人には神経管閉鎖障害発症リスク低減のために、葉酸の栄養機能食品を利用することも勧められます。

**からだづくりの基礎となる「主菜」は適量を**
肉、魚、卵、大豆料理をバランスよくとりましょう。赤身の肉や魚などを上手に取り入れて、貧血を防ぎましょう。ただし妊娠初期にはビタミンAの過剰摂取に気をつけて。

**牛乳・乳製品などの多様な食品を組み合わせて、カルシウムを十分に**
妊娠期・授乳期には、必要とされる量のカルシウムが摂取できるように、偏りのない食習慣を確立しましょう。

**妊娠中の体重増加は、お母さんと赤ちゃんにとって望ましい量に**
体重の増え方は順調ですか。望ましい体重増加量は、妊娠前の体型によっても異なります。

**母乳育児も、バランスのよい食生活のなかで**
母乳育児はお母さんにも赤ちゃんにも最良の方法です。バランスのよい食生活で、母乳育児を継続しましょう。

**たばことお酒の害から赤ちゃんを守りましょう**
妊娠・授乳中の喫煙、受動喫煙、飲酒は、胎児や乳児の発育、母乳分泌に影響を与えます。禁煙、禁酒に努め、周囲にも協力を求めましょう。

**お母さんと赤ちゃんの健やかな毎日は、からだと心にゆとりのある生活から生まれます**
赤ちゃんや家族との暮らしを楽しんだり、毎日の食事を楽しむことは、からだと心の健康につながります。

出典：厚生労働省「妊産婦のための食生活指針」2006．

### 図表9-4　妊産婦のための食事バランスガイド

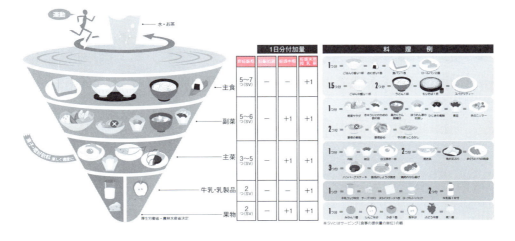

# Step2

### 演習1　学校給食の特徴について調べてみよう

**課題**

　学校の思い出の1つに「給食」をあげる人が多い。好きだった献立、苦手な食材、どんな食器に盛りつけていたか、どんなメニューがあったか、給食時間の思い出、牛乳のメーカー名など、大人になって給食のことを話題にすることもあるのではないだろうか。
　あなたの学校給食について振り返ってみよう。

**進め方**

　グループでまとめてみよう。
① 学校給食について振り返る。
② 給食の歴史（**図表9-5**）から給食が果たした役割、問題点などをまとめる。
③ 子どもが嫌いな食べ物（**図表9-6**）を参考にして、自分が食べられるようになった時期や食べられるようになったきっかけをまとめる。
④ カルシウムを補うために給食ではどのように工夫しているか調べる。

演習1 を実施するにあたって。
1．学校給食の思い出（よい点、悪い点）をまとめる。
2．好きな献立、思い出に残る献立をまとめる。
3．環境（例：ランチルーム・室外で食べた、陶器の食器、音楽等）について印象に残ることをまとめる。
4．**図表9-5**から献立の歴史を見て、どのような役割があったかをまとめる。
5．嫌いな料理の克服方法についてまとめる。
6．**図表9-5**からカルシウムが多く含まれる食品を探す。

### 図表9-5 年代別モデル献立資料

| 年号 | 献立内容 |
|---|---|
| 明治22年 | おにぎり、塩鮭、菜の漬物 |
| 昭和20年 | ミルク（脱脂粉乳）、みそ汁 |
| 25年 | コッペパン、ミルク（脱脂粉乳）、ポタージュスープ、コロッケ、せんキャベツ、マーガリン |
| 40年 | ソフトめんのカレーあんかけ、牛乳、甘酢あえ、くだもの（黄桃）、チーズ |
| 54年 | ごはん、牛乳、がめ煮（郷土食）、ヨーグルトサラダ、チーズ |
| 平成18年 | キムチチャーハン、チーズ春巻き、中華風ジャコサラダ、きのこスープ、やわらか杏仁豆腐、牛乳 |

出典：日本スポーツ振興センター学校安全WEB「年代別モデル献立資料」 http://www.jpnsport.go.jp/anzen/anzen_school///siryo//tabid/1127/Default.aspx をもとにイラスト化（一部変更）。

### 図表9-6 学校給食で嫌いな料理（複数回答）

| | 小学校 | |
|---|---|---|
| 1 | 野菜類 | 18.7% |
| 2 | サラダ | 18.7 |
| 3 | 魚介類 | 14.3 |
| 4 | 炒め物 | 11.6 |
| 5 | スープ・汁物 | 10.9 |
| 6 | デザート | 10.4 |
| 7 | 煮物 | 10.2 |
| 8 | パン | 9.2 |
| 9 | 和え物 | 7.2 |
| 10 | 豆類 | 6.4 |
| 11 | 漬物 | 5.9 |
| 12 | 揚げ物 | 5.6 |
| 13 | 分類不可能 | 5.5 |
| 14 | 肉類 | 5.3 |
| 15 | 変わりご飯 | 4.3 |

| | 中学校 | |
|---|---|---|
| 1 | サラダ | 18.6% |
| 2 | 野菜類 | 17.9 |
| 3 | 魚介類 | 13.5 |
| 4 | スープ・汁物 | 12.1 |
| 5 | パン | 9.9 |
| 6 | デザート | 8.1 |
| 7 | 煮物 | 8.0 |
| 8 | 炒め物 | 7.7 |
| 9 | 和え物 | 6.4 |
| 10 | 豆類 | 6.3 |
| 11 | 肉類 | 5.5 |
| 12 | 分類不可能 | 5.5 |
| 13 | 漬物 | 5.0 |
| 14 | めん | 4.8 |
| 15 | 揚げ物 | 4.5 |

資料：日本スポーツ振興センター学校安全部編「平成22年度 児童生徒の食事状況等調査報告書【食生活実態調査編】」日本スポーツ振興センター学校安全部，pp.286-287, 2012. をもとに作成。

**演習 2** 　自分の家庭や仕事の将来像について考えてみよう。人生の節目に食べたいものをあげてみよう

**課題**

① 現在の自分の年齢から、10年後、20年後、さらにその先の自分に想定されるライフイベント（人生上の出来事）は何かを具体的に考えてみる。
② 想定されるライフイベント時に食べてみたいものを考える。

**進め方**

（1）準備するもの
　将来設計記入表（図表9－7）

（2）方法
① 記入表に現在の状況を書く。
② 将来の自分の希望をおおよその年齢ごとに記入する（学校卒業、就職、結婚等、さまざまな立場になることを想定して、記入する）。
③ それぞれのライフイベントで食べたいものをあげる。
④ 食べたいメニューについて1つ選び絵に描く。

Step1 | **Step2 プラクティス** | Step3

### 図表9-7　将来設計記入表

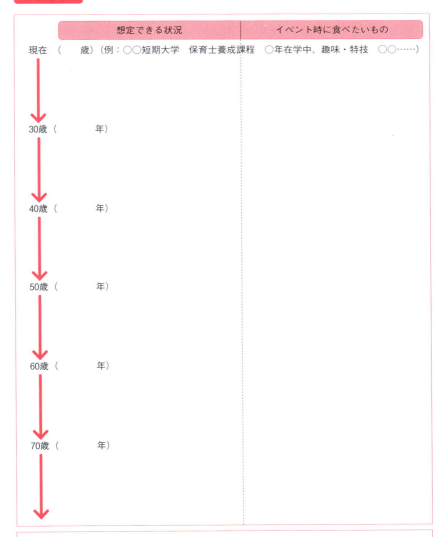

第9講　学童期・思春期の心身の発達と食生活、生涯発達と食生活

# Step3

## 1. 栄養教諭制度について

　学童期の食生活において、学校給食の果たす役割は大きい。学校給食を活用して、食に関する指導を充実させるために、2008（平成20）年に栄養教諭制度が創設されている。栄養教諭免許は、栄養士免許、管理栄養士免許が基礎資格となり、教職に関する科目を履修して得られる資格である。

　栄養教諭は学校における食育推進の要として、学校給食の献立作成や衛生管理などの「学校給食の管理」と学校給食を生きた教材として活用する「食に関する指導」を一体的に展開することを職務とする（図表9-8）。学校において食育を推進するためには、計画的で継続的な教育が必要で、そのための計画作成に、栄養教諭が中心的に参画する。学童期の子どもたちが正しい知識に基づいて自ら判断し、健全な食生活を実践していく能力を身につけることを支援する、重要なポストである。

　栄養教諭の配置状況は、2017（平成29）年4月において全国47都道府県で、6092名である。

## 2. 母性保護（リプロダクティブ・ヘルス・ライツ）について

　リプロダクティブ・ヘルス・ライツは、1994年にエジプト・カイロで行われた国際人口・開発会議で提唱された概念である。「性と生殖に関する健康・権利」と訳

**図表9-8** 栄養教諭の職務

| 区分 | 内容 |
| --- | --- |
| 学校給食の管理 | ① 学校給食に関する基本計画の策定への参画<br>② 学校給食における栄養量および食品構成に配慮した献立の作成<br>③ 学校給食の調理、配食および施設設備の使用方法などに関する指導・助言<br>④ 調理従業員の衛生、施設設備の衛生および食品衛生の適正を期するための日常の点検および指導<br>⑤ 学校給食の安全と食事内容の向上を期するための検食の実施および検査用保存食の管理<br>⑥ 学校給食用物資の選定、購入および保管への参画 |
| 食に関する指導 | ① 児童生徒への個別的な相談指導（偏食傾向、痩身願望、肥満傾向、食物アレルギー、運動部活動など）<br>② 児童生徒への教科・特別活動などにおける教育活動<br>③ 食に関する教育指導の連携・調整 |

される。

　日本国際保健医療学会では、リプロダクティブ・ヘルスとは「人間の生殖システム、その機能と（活動）過程のすべての側面において、単に疾病、障害がないというばかりでなく、身体的、精神的、社会的に完全な良好な状態にあること[*1]」を指すとしている。女性の健康の自己決定権を保障する考え方で、すべての女性の人権を守りつつ、子どもをもつかもたないか、いつもつか、何人もつかを決める自由や、健康な子どもをもち、育てる最善の機会を得ることができるようにしていこうとするものである。

　生涯を通して健全な食生活を送ることが基本となり、健康な次世代の子どもを育てるためには、社会全体が母性を保護する姿勢を明確に示し、実行していく必要がある。

## 3. 子どもの貧困について

　日本は豊かな国であると思われているが、OECDによると、日本の子どもの相対的貧困率（国の所得中央値の50%（貧困線）以下しか得ていない世帯の割合）は、OECD加盟国の中で依然高い数値を示している（図表9-9）。

　各家庭の食生活の状況は、着ている服や保護者の持ち物など外見だけでは判断しづらいことが多い。保育所の給食が、子どもにとって唯一の栄養バランスのとれた食事になっている場合もある。保育者には、子どもの生育状況を観察し、家庭環境に配慮した支援が求められる。

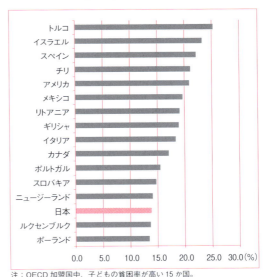

図表9-9　子どもの貧困率
（2017年または利用可能な最新の数値）

注：OECD加盟国中、子どもの貧困率が高い15か国。
出典：OECD（2018）, Poverty rate (indicator). doi: 10.1787/0fe1315d-en（Accessed on 12 December 2018）をもとに作成。ただし、日本については「平成28年国民生活基礎調査」2017.

---

[*1] 日本国際保健医療学会ホームページ「国際保健用語集：リプロダクティブ・ヘルス・ライツ」（http://seesaawiki.jp/w/jaih/d/）

**参考文献**

- 全国学校給食連合会ホームページ（http://www.zenkyuren.jp/）
- 柳澤正義・五十嵐隆ほか「母子健康手帳副読本」母子衛生研究会，2014.
- 厚生労働省「「健やか親子21」推進検討会報告書」2006.
- 厚生労働省「日本人の食事摂取基準 2015年版」2014.
- 堤ちはる・土井正子編著『子育て・子育ちを支援する子どもの食と栄養 第7版』萌文書林，2018.
- 飯塚美和子・瀬尾弘子ほか編『最新子どもの食と栄養――食生活の基礎を築くために 第8版』学建書院，2015.
- 厚生労働省・農林水産省「食事バランスガイド――フードガイド（仮称）検討会報告書」2005.
- 春木敏編『エッセンシャル栄養教育論 第3版』医歯薬出版，2014.
- 文部科学省ホームページ「栄養教諭制度について」（http://www.mext.go.jp/a_menu/shotou/eiyou/）

---

## COLUMN やせと肥満の弊害

　現在の体重よりやせたいと思っている中・高校生女子は約80％であり、そのうち約半数はダイエットの経験者です。小学生にもダイエットがみられ、安易な食事制限から不健康なやせである「神経性食欲不振症」に至る場合もあります。極端な食事制限は、便秘、下痢、骨密度の低下、思春期以降には月経不順、無月経など体の不調につながりやすいので、多様な食品のなかから栄養バランスのとれた食事のとり方を教育する必要があります。

　妊娠前のやせや妊娠中の低栄養は、低出生体重児分娩、胎児発育遅延、切迫早産、貧血などのリスクが高くなります。特に低出生体重児（2500g 未満）は、将来の生活習慣病リスクが高まるというドーハッド説（DOHaD：Developmental Origins of Health and Disease）が提唱されています。

　また学童期の肥満も生活習慣病のリスクが高まります。1970（昭和45）年以降には、小学校高学年において10人に1人が肥満となり、その後、小児肥満予防対策、指導が行われて2004（平成16）年には減少傾向となりましたが依然横ばいとなっています。

　子を取り巻く家族や子どもたちに向けては、望ましい食習慣と食に関する正しい知識や教育が必要です。

（太田百合子）

# 第10講

# 保育における食育の意義・目的と基本的考え方

　わが国の食生活が変化した大きな要因には、核家族化、家族形態の変化、有職女性の増加、家庭を取り巻く社会環境や食環境の変化などがある。国家レベルでは、よりよい健康づくりのために、国民主体で食生活を見直すための体制づくりが行われており、食育推進の基本的な考え方について理解することが求められる。保育所等においては、乳幼児とその保護者に向けた食育の基礎を学ぶ。

# Step 1

## 1. 子どもの食生活の問題点

　家族で楽しく食卓を囲む団らんの場は、心身の健康の保持・増進に重要な役割をもっている。しかし、一人で食事をする「孤食」が増加しているように、さまざまな「こ食」は、栄養の偏り、偏食、コミュニケーション能力が育ちにくい、食事のマナーが伝わりにくいなどの問題を増加させる環境要因となっている（**図表10-1**）。

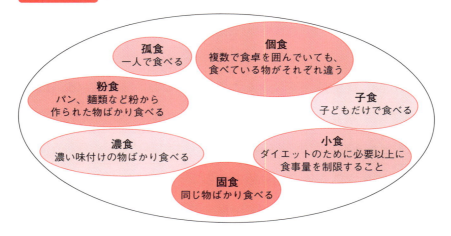

**図表10-1** 避けたい7つの「こ食」

- 孤食：一人で食べる
- 個食：複数で食卓を囲んでいても、食べている物がそれぞれ違う
- 粉食：パン、麺類など粉から作られた物ばかり食べる
- 子食：子どもだけで食べる
- 濃食：濃い味付けの物ばかり食べる
- 小食：ダイエットのために必要以上に食事量を制限すること
- 固食：同じ物ばかり食べる

食事は、エネルギーや栄養素の補給の場、家族や友人等とのコミュニケーションの場、マナーを身に付ける教育の場でもある。

日本子ども家庭総合研究所　堤ちはる（2011年）

出典：厚生労働省「保育所における食事の提供ガイドライン」p.3, 2012.

## 2. 食育推進のための体制づくり

　食生活の乱れは生活習慣病につながりやすいことがわかっている。近年では生活習慣病の増加や低年齢化が問題になっているため、早期から望ましい食習慣を身につけることが大切である。

　国レベルでは、国民主体で食生活を見直し、よりよい健康づくりのための体制づくりが行われてきた（**図表10-2**）。2000（平成12）年には、「日本人のための食生活指針」「健康日本21」が公表された。2001（平成13）年以降は、「健やか親子21」「健康増進法」「次世代育成支援対策推進法」「楽しく食べる子どもに―食からはじまる

## Step1 レクチャー

**図表10-2** 食育推進のための主な体制づくり

| | 施 策 内 容 |
|---|---|
| 2000（平成12）年 | 「日本人のための食生活指針」「健康日本21」公表 |
| 2001（平成13）年 | 「健やか親子21」施行 |
| 2003（平成15）年 | 「健康増進法」「次世代育成支援対策推進法」施行 |
| 2004（平成16）年 | 「楽しく食べる子どもに―食からはじまる健やかガイド」施行 |
| 2005（平成17）年 | 「食育基本法」を制定、「栄養教諭制度」の創設 |
| 2007（平成19）年 | 「幼保連携型認定こども園」制度を創設、「教育基本法」改訂 |
| 2008（平成20）年 | 「保育所保育指針」改定、「幼稚園教育要領」改訂 |
| | 食育は家庭と共に取り組むことの必要性が強調 |
| 2018（平成30）年 | 「保育所保育指針」改定、「幼稚園教育要領」改訂 |
| | 「幼保連携型認定こども園教育・保育要領」改訂 |
| | 食育をさらに深めていくことの必要性が強調 |

健やかガイド」が施行された。2005（平成17）年には、「食育基本法」が制定されるとともに、「食育」が強調された。この後、食生活指針を具体的に実践するために「食事バランスガイド」が策定され、学校では「栄養教諭制度」の創設により、子どもへの食の指導が位置づけられた。

　幼稚園教育要領、保育所保育指針、幼保連携型認定こども園教育・保育要領（以下、3法令）は、主に全体的な保育内容や運営等の基礎となる資料であるが、近年の子どもや家庭を取り巻く状況の変化、子育ての不安や悩みを抱える保護者の増加等に合わせて、質の高い養護と教育の機能が強く求められている。2017（平成29）年の3法令同時改訂（定）では、食育に関しては保護者、地域と連携・協働すること等が強調され、保育のなかで食育をさらに深めていくことが求められている。

### 3. 食育基本法

　食をめぐる現状から、「国民が生涯にわたって健全な心身を培い、豊かな人間性を育むことができるようにするため、食育を総合的、計画的に推進する」ために制定された。
　食の現状をまとめると次のような問題点があげられる。

① 「食」を大切にする心の欠如
② 栄養バランスの偏った食事や不規則な食事の増加
③ 肥満や生活習慣病（がん、糖尿病など）の増加
④ 過度の痩身志向
⑤ 「食」の安全上の問題の発生
⑥ 「食」の海外への依存
⑦ 伝統ある食文化の喪失

　食育基本法の前文には、『子どもたちが豊かな人間性をはぐくみ、生きる力を身に付けていくためには、何よりも「食」が重要である。今、改めて食育を、生きる上での基本であって、知育、徳育及び体育の基礎となるべきものと位置付けるとともに、様々な経験を通じて「食」に関する知識と「食」を選択する力を習得し、健全な食生活を実践することができる人間を育てる食育を推進することが求められている。もとより、食育はあらゆる世代の国民に必要なものであるが、子どもたちに対する食育は、心身の成長及び人格の形成に大きな影響を及ぼし、生涯にわたって健全な心と身体を培い豊かな人間性をはぐくんでいく基礎となるものである』とされている。

　食育は、子どもだけでなく大人も食への意識を高め、自然の恵みや食にかかわる人々に感謝の念や理解を深めることで、心身の健康を増進する健全な食生活を実践する必要がある。これまでも積極的に食育にかかわる取り組みが行われているが、今後も家庭、地域、保育所等が連携して、子どもの望ましい食習慣の形成のために、よりよい食育の推進に取り組んでいくことが求められている。

## 4. 食育推進基本計画

　食育基本法に基づき、食育を国民運動として推進するため、これにふさわしい定量的な目標を掲げ、その達成をめざして基本計画に基づく取り組みを推進する。目標に関する事項には数値目標が設定され、5年ごとに計画を見直している。例えば、「栄養バランス等に配慮した食生活を送っている国民の割合」「農林漁業体験を経験した国民の割合」は目標を達成し、「食育に関心を持っている国民の割合」「朝食又は夕食を家族と一緒に食べる共食の回数」「食品の安全性に関する基礎的な知識を持っている国民の割合」「推進計画を作成・実施している市町村の割合」等には改善がみられることから、地域、家庭、学校、保育所等における食育は着実に推進され進展している。

これまでの食育の推進の成果と食をめぐる状況や課題をふまえつつ、現在は平成28年度からの5年間を期間とした第3次食育推進基本計画が継続されている。

これらの食育の推進内容は、食育基本法に規定される報告書として「食育白書」が発刊されている。

### 保育所における食育に関する指針

2004（平成16）年3月に厚生労働省が通知した「保育所における食育に関する指針」は、食がもつ多様な役割をふまえ、「食を営む力」の基礎を培うという保育所における食育の目標の実現に向け、期待する具体的な育ちの姿として、5つの子ども像を掲げている。さらに、乳幼児期の発達特性に応じた保育の一環として食育を位置づけ、展開するために食育の5項目とともに、発達段階ごとに食育のねらい、内容および配慮事項が整理されている。

なお、「楽しく食べる子どもに―食からはじまる健やかガイド」（厚生労働省）においては、発育・発達過程に応じて育てたい「食べる力」について整理されており、さまざまな「食べる力」が重なり合って「食を営む力」が形成されるとしている。

---

**保育所における食育に関する指針（抜粋）**

**5つの子ども像**

保育所における食育の目標を「現在を最もよく生き、かつ、生涯にわたって健康で質の高い生活を送る基本としての「食を営む力」の育成に向け、その基礎を培うこと」としている。このため保育所の食育は、楽しく食べる子どもに成長していくことを期待し、以下の5つの子ども像の実現を目指す。
① お腹がすくリズムのもてる子ども
② 食べたいもの、好きなものが増える子ども
③ 一緒に食べたい人がいる子ども
④ 食事作りや準備にかかわる子ども
⑤ 食べものを話題にする子ども

**食育の5項目**
① 食と健康：健康な心と体を育て、自ら健康で安全な生活をつくり出す力を養う
② 食と人間関係：食を通じて、他の人々と親しみ、支え合って生活するために、自立心を育て、人とかかわる力を養う
③ 食と文化：食を通じて、人々が築き、継承してきた様々な文化を理解し、つくり出す力を養う
④ いのちの育ちと食：食を通じて、自らも含めたすべてのいのちを大切にする力を養う
⑤ 料理と食：食を通じて、素材に目を向け、素材にかかわり、素材を調理することに関心を持つ力を養う

## 5. 保育所等における食育の考え方

　保育所等における食育の目標は、「現在を最もよく生き、かつ、生涯にわたって健康で質の高い生活を送る基本としての「食を営む力」の育成を目指し、その基礎を培うこと」とされている（**図表10-3**）。楽しく食べる子どもに成長していくことを期待し、5つの具体的な子ども像を示している。食育の観点は、食と健康、食と人間関係、食と文化、命の育ちと食、料理と食から養い、その実現をめざしている。保育とともに食育を行うことが大切であり、「子どもに何を育てたいのか」を考えながら活動を連続させ、継続しながら展開していく。

　保育所等での生活や遊びのなかで乳幼児にふさわしい食生活を展開するには、養護と教育を一体的に行う必要がある（**図表10-4**）。養護とは、子どもの生命を保持し、情緒の安定を図るために行う援助やかかわりである。食事を通して1対1の関係から集団生活のなかで人間関係が豊かに育まれていく。教育とは、子どもが健やかに成長し、その行為がより豊かに展開されるための発達の援助である。教育の5領域には、健康、人間関係、環境、言葉、表現がある。そして、保護者や地域の関係者との連携・協働をしながら食育活動を豊かに発展させて進めることが求められている。養護と教育からなる食育内容は、相互に関連をもちながら一体的に、総合的に展開させていく。

　さらに、小学校へのスムーズな接続を図るために、教育の5領域を整理して「幼

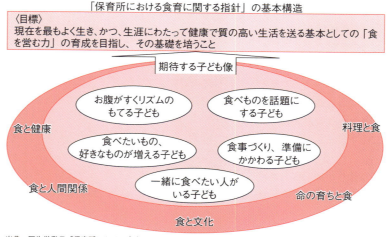

図表10-3　園における食育

出典：厚生労働省「保育所における食育に関する指針」2004.

## Step1 レクチャー

### 図表10-4　食における養護と教育の一体性

- **養護（情緒の安定）**
  - 一人ひとりの発育・発達から健康状態を把握
  - 食物アレルギー児の対応
  - 衛生管理、安全管理などには十分配慮
  - 子どもにふさわしい生活リズムをつくる

- **教育（発達の援助）**
  - 「健康」自ら健康で安全な生活をつくり出す力を養う
  - 「人間関係」一緒に食事を楽しむことなどから信頼関係を深める
  - 「環境」栽培活動、下ごしらえ、クッキング、行事食などから興味や関心をもたせる
  - 「言葉」説明する話に耳を傾け、経験や考えたことを言葉にする表現力を養う
  - 「表現」豊かな感性や表現力を養う

- **保護者、地域の多様な関係者との連携**
  - 国、地方公共団体、教育関係者、農林漁業者、食品関連事業者、ボランティア等、食育にかかわるさまざまな関係者との連携・協働

### 図表10-5　「幼児期の終わりまでに育ってほしい姿（10の姿）」のイメージ

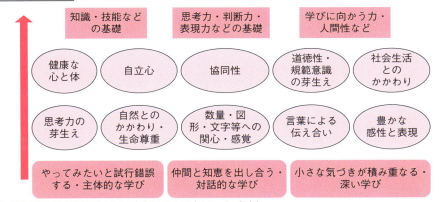

資料：文部科学省「幼児教育部会における審議の取りまとめ」2016. を一部改変。

児期の終わりまでに育ってほしい姿（10の姿）」（**図表10-5**）として具体的な方向性を示している。これは、子どもの到達目標ではなく、これから育っていく姿をイメージしながら育んでいくことにある。

厚生労働省では、乳幼児の発育・発達の過程に応じて、計画的に食事の提供や食育が行えるように、2010（平成22）年に「児童福祉施設における食事の提供ガイド」を、2012（平成24）年に「保育所における食事の提供ガイドライン」を作成している。

# Step2

> **演習** 食育活動と「教育」をどのように結びつけるのか考えてみよう

**課題**

① 子どもの発達過程に応じてクッキングを行う場合、どのような体験ができるか考える。

② 食育活動と教育をどのように関連させることができるか考える。

**進め方**

**（1）準備するもの**

「幼児期の終わりまでに育ってほしい姿（10の姿)」

**（2）方法**

個人もしくはグループで考える。

① 図表10-6に5歳児クラスで行うクッキングの体験活動の内容を考える。
　例：梅を利用したクッキング、カレーライスづくり

② クッキングに必要な工程（計画、手順を確認等）から体験する内容を具体的に考える。子どもたちが主体的な学びをするには、保育者はどのようにかかわるのか、どのような環境が必要かを考え、記入する。栄養士、調理員はどのようにかかわるのかを考え、記入する。

③ それぞれの体験活動が、「幼児期の終わりまでに育ってほしい姿（10の姿)」のどれにあてはまるか番号を記入する。

④ 不足している番号があれば体験の内容を再度考える。

⑤ 個人もしくはグループで話し合い発表し合う。

---

「幼児期の終わりまでに育ってほしい姿（10の姿)」

① 健康な心と体　　　　　　　⑥ 思考力の芽生え
② 自立心　　　　　　　　　　⑦ 自然とのかかわり・生命尊重
③ 協同性　　　　　　　　　　⑧ 数量・図形・文字等への関心・感覚
④ 道徳性・規範意識の芽生え　　⑨ 言葉による伝え合い
⑤ 社会生活とのかかわり　　　　⑩ 豊かな感性と表現

Step1　**Step2 プラクティス**　Step3

### 図表10-6　クッキングの体験活動

クッキング名：

| 体験活動名 | 体験の内容 | 10の姿 |
|---|---|---|
| 計　　画 | | |
| 手順を確認 | | |
| 身の回りの準備 | | |
| 材料の準備 | | |
| 調　　理 | | |
| 配　　膳 | | |
| 食　　事 | | |

第10講　保育における食育の意義・目的と基本的考え方

# Step3

## 第3次食育推進基本計画を子どもの食育につなげる

　第3次食育推進基本計画の5つある重点課題のうちの2つについて、保育所等で行う食育の考え方を紹介する。

### 「若い世帯を中心とした食育の推進」——朝食は毎日食べる習慣に

　若い世代では、健全な食生活を心がけている人が少なく、食に関する知識がないとする人も多い。他の世代と比べると、朝食欠食の割合が高く、栄養バランスに配慮した食生活を送っている人が少ないという課題がある。平成29年国民健康・栄養調査結果では、朝食欠食が20歳代男性30.6％、30歳代男性23.3％、20歳代女性23.6％、30歳代女性15.1％であった。家族が朝食欠食の場合は、子どもも朝食欠食率が高くなる。

　朝食を共に食べる生活は、食事の作法やマナーを自然に学び、何気ない会話から人とのコミュニケーションを学び、励ましにより嫌いな食べ物にも挑戦することができ、ゆっくり噛んで食べれば消化を助け、早食いを防ぐこともできる。

　国立がん研究センターなどが実施している多目的コホート研究「JPHC研究」で、朝食摂取回数が少ないと脳出血のリスクが高くなることが明らかになった（**図表10-7**）。生活習慣病予防のためにも、親子で朝食を食べるように変えていくことが

**図表10-7** 朝食の摂取回数と脳卒中リスク

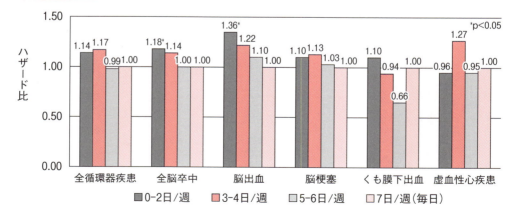

性別、年齢、肥満指数、喫煙状況、余暇運動、睡眠時間、ストレス、独居、肉体労働、地域、食事内容（摂取エネルギー、アルコール、野菜、果物、魚、大豆、乳製品、ナッツ、飽和脂肪酸、食物繊維、塩）のグループごとの差が結果に影響しないように統計学的な補正を行った。

（資料：国立研究開発法人国立がん研究センター　社会と健康研究センターHP）

出典：厚生労働省「食生活指針普及啓発用スライド集」2016. を一部改変。

大切である。

　保育所等に通う子どもの保護者に向けては、おたよりなどを通して、親子で共にとる朝食の大切さや食事の作法やマナー等を伝えること、簡単なレシピ紹介などができる。また、地域の子育て世帯を含めた食に関するイベントや講座は、食の大切さを伝えたり実際に食べてもらったりすることで保護者の食の意識を高めることができる。

### 「食文化の継承に向けた食育の推進」──和食文化を取り入れる

　「地域や家庭で受け継がれてきた伝統的な料理や作法などを継承し、伝えている国民の割合」を41.6％から50％以上にすること、「地域や家庭で受け継がれてきた伝統的な料理や作法等を継承している若い世帯の割合」を49.3％から60％以上にすることをめざしている。具体的には、給食での郷土料理や行事食の導入、和食の保護と次世代への継承、地域の食文化の魅力を再発見することなどが示されている。

　2013（平成25）年には、和食がユネスコ無形文化遺産に登録された。登録理由は、日本人の「自然を尊ぶ」という食に関する習わしを含めた伝統的な食文化が認められたためである。

　一汁三菜を基本とした和食は、わが国の平均寿命の延伸につながっているともいえる。現在では食事や生活の多様化にともない、がんや生活習慣病が増加しているので、バランスのとれた食事である和食を見直し、日本の自然や年中行事、地域の食文化に目を向け、地域の人と協力して子どもたちに伝承していくことが求められている。

　保育所等においては、給食に郷土料理や行事食を取り入れ、子どもたちだけでなく保護者にも背景にある意味や由来を伝える。保育活動のなかでは、郷土料理に使われる地域の産物を見せたり触れたりすること、行事食は簡単なクッキングの体験をすることから自然に関心をもたせることができる。行事食では、お餅（もち）つき大会、節分（せつぶん）豆まき会などを行い、地域交流を促進する活動が行われているところもある。

| 食育 | 事例 |
|---|---|

「保育所における食育に関する指針」の保育所での活かされ方①
~みそづくり~

　A保育所では、毎年冬に4歳クラスの子どもたちでみそづくりをしている。
　みそづくりでは、第10講113ページ「保育所における食育に関する指針」の食育の5項目のなかの「③食と文化：食を通じて、人々が築き、継承してきた様々な文化を理解し、つくり出す力を養う」をねらいとしている。また、つくったみそをさまざまな料理で食べたり、さまざまな人と食べたりすることにより、食育の5項目の「①食と健康」「②食と人間関係」のねらいにもつながる。
　下記のみそづくりの手順の事例について、図表11-2（124ページ）の「3歳以上児」を参考に、食育のなかでどのようなねらいがあるか考えてみよう。

【手順】
① みそづくりの本を読む。
② 紙芝居風につくった工程表をめくりながらつくる。
③ 調理室でやわらかくゆで、冷ました大豆を子どもたちがつぶし、塩きりこうじを合わせ、みそ樽に入れて空気を抜いて仕込む。
④ 日々の変化を見ることができるように、小さなビンにもみそを詰め、クラスで日々3か月後に一度かき混ぜて観察。
⑤ できあがったみそを、5歳クラスの子どもたちが育てたきゅうりなどの野菜につけて食べる。祖父母をまねいた食事会で、そのみそを使用したみそカツや豚汁をつくって食べたりして、みそを楽しむ。

**参考文献**
- 近喰晴子監，コンデックス情報研究所編著『こう変わる！新保育所保育指針』成美堂出版，2017.
- 厚生労働省「楽しく食べる子どもに——保育所における食育に関する指針」2004.
- 『保育保健における食育実践の手引き』日本保育園保健協議会，2012.
- 農林水産省「第120回市町村職員を対象とするセミナー：第3次食育推進基本計画について」2016.
- 新保育士養成講座編纂委員会編『新 保育士養成講座⑧ 子どもの食と栄養 改訂3版』全国社会福祉協議会，2018.
- 堤ちはる・土井正子編著『子育て・子育ちを支援する子どもの食と栄養 第7版』萌文書林，2018.
- 松本峰雄監，大江敏江ほか『よくわかる！保育士エクササイズ③ 子どもの食と栄養 演習ブック』ミネルヴァ書房，2017.
- 汐見稔幸監『保育所保育指針ハンドブック 2017年告示版』学研プラス，2017.
- 厚生労働省「保育所における食事の提供ガイドライン」2012.
- 農林水産省「「和食」がユネスコ無形文化遺産に登録されました！」2013.
- 厚生労働省「平成28年国民健康・栄養調査結果」2017.
- 厚生労働省「保育所における食育に関する指針」2004.
- 厚生労働省「食生活指針普及啓発用スライド集」2016.

# 第11講
## 食育の内容と計画および評価

保育の一環としての食育の展開をするためには、保育の全体的な計画と具体的な計画として作成される「指導計画」のなかに、食育の計画を位置づけて作成することが必要である。本講では、食育の取り組みの視点が多様であることを理解し、食育の計画、実施、評価、改善のPDCAサイクルで食育に取り組むことを学ぶ。

# Step 1

## 1. 保育の一環としての食育の展開

　保育所では、保育の全体計画である「全体的な計画」と具体的な計画として作成される「指導計画」のなかに、食育の計画を位置づけて作成する。保育の一環として行われる食育は、計画（Plan）―実施（Do）―評価（Check）―改善（Action）といったマネジメントサイクル（PDCAサイクル）の一連の流れ（**図表11-1**）を、施設長はじめ、食育にかかわる全職員で展開していくものである。

**図表11-1** マネジメントサイクル（PDCAサイクル）

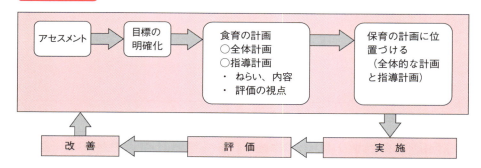

## 2. 食育の内容

　「保育所における食育に関する指針」において、5つのめざす子ども像（**第10講 113ページ参照**）が示されており、これらを参考に、それぞれの保育所等においてめざす子ども像を掲げ、職員や保護者の共通の目標としていくとよい。

　また、「保育所における食育に関する指針」において、子どもの発達の観点から食育の5項目を設けており、さらに、年齢区分別に「ねらい」と「内容」および「配慮事項」が示されている（**図表11-2**）。これらを参考として、保育の内容に食育の視点を盛り込むようにする。食育は、具体的な子どもの活動を通して生活に密着したものとして展開されるものであることから、養護的側面と教育的側面の関連を意識し、それぞれの項目に相互に関連をもたせながら総合的に展開できる内容とする。

## 3. 食育の計画および評価

**計画の作成**

(1) アセスメント（課題の把握）

　　　食育を行う場合、最初に対象となる子どもの状況を把握することが必要である。各種調査を実施したり子どもの食行動を観察する、また、既存の身体測定値や健診結果、保護者会などの記録を用いることでも把握することができる。

(2) 目標の明確化

　　　アセスメントの結果に基づき、課題を抽出し、複数の課題がある場合には、どの課題から着手するかの優先順位をつける。それに基づき目標を具体的に明確化していく。全体的な計画や指導計画と同様に、長期、中期、短期といった期間の目標とする。

(3) 全体的な計画

　　　子どもの発達の特性をふまえ、入所から修了までの保育全体における子どもの経験を見通して、保育所の目標に則し、食育の視点を含めて全体的な計画を作成する。食育の全体計画を作成し、全体的な計画に位置づけてもよい。

(4) 指導計画

　　　保育の指導計画と同様に、年間計画、月間計画などの長期計画と、週、日などの短期計画とで編成していくとよい。具体的には、食育の計画では、「ねらい」「内容」を明確にし、環境構成にも留意する。作成した計画は、保育の指導計画に位置づける。

　なお、食育の計画といった場合には、栽培や調理体験、パネルシアターといったものが行われることがあるが、日々の食事の提供と食べる場における活動を見落としがちである。日々の食事は、子どもが食を営む力を培うための要素の１つであり、一人ひとりの子どもの発育・発達に見合ったものとなるよう食事の提供も含む食育の計画を作成する必要がある。

　また、客観的な評価により、目標の達成状況や取り組みプロセスを評価することができるよう、計画段階で評価の視点を検討しておくとよい。

### 図表11-2　食育のねらいおよび内容

〈6か月未満児〉

| ねらい | 内　容 | 配慮事項 |
|---|---|---|
| ①お腹がすき、乳（母乳・ミルク）を飲みたいとき、飲みたいだけゆったりと飲む。<br>②安定した人間関係のなかで、乳を吸い、心地よい生活を送る。 | ①よく遊び、よく眠る。<br>②お腹がすいたら、泣く。<br>③保育士にゆったり抱かれて、乳（母乳・ミルク）を飲む。<br>④授乳してくれる人に関心をもつ。 | ①一人ひとりの子どもの安定した生活のリズムを大切にしながら、心と体の発達をうながすよう配慮すること。<br>②お腹がすき、泣くことが生きていくことの欲求の表出につながることをふまえ、食欲を育むよう配慮すること。<br>③一人ひとりの子どもの発育・発達状態を適切に把握し、家庭と連携をとりながら、個人差に配慮すること。<br>④母乳育児を希望する保護者のために冷凍母乳による栄養法などの配慮を行う。冷凍母乳による授乳を行うときには、十分に清潔で衛生的に処置をすること。<br>⑤食欲と人間関係が密接な関係にあることをふまえ、愛情豊かな特定の大人との継続的で応答的な授乳中のかかわりが、子どもの人間への信頼、愛情の基盤となるように配慮すること。 |

〈6か月〜1歳3か月未満児〉

| ねらい | 内　容 | 配慮事項 |
|---|---|---|
| ①お腹がすき、乳を吸い、離乳食を喜んで食べ、心地よい生活を味わう。<br>②いろいろな食べものを見る、触る、味わう経験を通して自分で進んで食べようとする。 | ①よく遊び、よく眠り、満足するまで乳を吸う。<br>②お腹がすいたら、泣く、または、なん語によって、乳や食べものを催促する。<br>③いろいろな食べものに関心をもち、自分で進んで食べようとする。<br>④ゆったりとした雰囲気のなかで、食べさせてくれる人に関心をもつ。 | ①一人ひとりの子どもの安定した生活のリズムを大切にしながら、心と体の発達をうながすよう配慮すること。<br>②お腹がすき、乳や食べものを催促することが生きていくことの欲求の表出につながることをふまえ、いろいろな食べものに接して楽しむ機会をもち、食欲を育むよう配慮すること。<br>③一人ひとりの子どもの発育・発達状態を適切に把握し、家庭と連携をとりながら、個人差に配慮すること。<br>④子どもの咀嚼や嚥下機能の発達に応じて、食品の種類、量、大きさ、固さなどの調理形態に配慮すること。<br>⑤食欲と人間関係が密接な関係にあることをふまえ、愛情豊かな特定の大人との継続的で応答的な授乳および食事でのかかわりが、子どもの人間への信頼、愛情の基盤となるように配慮すること。 |

〈1歳3か月〜2歳未満児〉

| ねらい | 内　容 | 配慮事項 |
|---|---|---|
| ①お腹がすき、食事を喜んで食べ、心地よい生活を味わう。<br>②いろいろな食べものを見る、触る、かんで味わう経験を通して自分で進んで食べようとする。 | ①よく遊び、よく眠り、食事を楽しむ。<br>②いろいろな食べものに関心をもち、手づかみ、または、スプーン、フォークなどを使って自分から意欲的に食べようとする。<br>③食事の前後や汚れたときは、顔や手を拭き、きれいになった快さを感じる。<br>④楽しい雰囲気のなかで、一緒に食べる人に関心をもつ。 | ①一人ひとりの子どもの安定した生活のリズムを大切にしながら、心と体の発達をうながすよう配慮すること。<br>②子どもが食べものに興味をもって自ら意欲的に食べようとする姿を受けとめ、自立心の芽生えを尊重すること。<br>③食事のときには、一緒にかむまねをして見せたりして、かむことの大切さが身につくように配慮すること。また、少しずついろいろな食べものに接することができるよう配慮すること。<br>④子どもの咀嚼や嚥下機能の発達に応じて、食品の種類、量、大きさ、固さなどの調理形態に配慮すること。<br>⑤清潔の習慣については、子どもの食べる意欲を損なわぬよう、一人ひとりの状態に応じてかかわること。<br>⑥子どもが一緒に食べたい人を見つけ、選ぼうとする姿を受けとめ、人への関心の広がりに配慮すること。 |

〈2歳児〉

| ねらい | 内　容 | 配慮事項 |
|---|---|---|
| ①いろいろな種類の食べものや料理を味わう。<br>②食生活に必要な基本的な習慣や態度に関心をもつ。<br>③保育士を仲立ちとして、友だちとともに食事を進め、一緒に食べる楽しさを味わう。 | ①よく遊び、よく眠り、食事を楽しむ。<br>②食べものに関心をもち、自分で進んでスプーン、フォーク、箸などを使って食べようとする。<br>③いろいろな食べものを進んで食べる。<br>④保育士の手助けによって、うがい、手洗いなど、身の回りを清潔にし、食生活に必要な活動を自分でする。<br>⑤身近な動植物をはじめ、自然事象をよく見たり、触れたりする。<br>⑥保育士を仲立ちとして、友だちとともに食事を進めることの喜びを味わう。<br>⑦楽しい雰囲気のなかで、一緒に食べる人、調理をする人に関心をもつ。 | ①一人ひとりの子どもの安定した生活のリズムを大切にしながら、心と体の発達をうながすよう配慮すること。<br>②食べものに興味をもち、自主的に食べようとする姿を尊重すること。また、いろいろな食べものに接することができるよう配慮すること。<br>③食事においては個人差に応じて、食品の種類、量、大きさ、固さなどの調理形態に配慮すること。<br>④清潔の習慣については、一人ひとりの状態に応じてかかわること。<br>⑤自然や身近な事物などへの触れ合いにおいては、安全や衛生面に留意する。また、保育士がまず親しみや愛情をもってかかわるようにして、子どもが自らしてみようと思う気持ちを大切にすること。<br>⑥子どもが一緒に食べたい人を見つけ、選ぼうとする姿を受けとめ、人への関心の広がりに配慮すること。また、子ども同士のいざこざも多くなるので、保育士はお互いの気持ちを受容し、他の子どもとのかかわり方を知らせていく。<br>⑦友だちや大人とテーブルを囲んで、食事を進める雰囲気づくりに配慮すること。また、楽しい食事の進め方を気づかせていく。 |

〈3歳以上児〉

| ねらい | 内　容 | 配慮事項 |
|---|---|---|
| 「食と健康」<br>①できるだけ多くの種類の食べものや料理を味わう。<br>②自分の体に必要な食 | ①好きな食べものをおいしく食べる。<br>②さまざまな食べものを進んで食べる。 | ①食事と心身の健康とが、相互に密接な関連があるものであることをふまえ、子どもが保育士や他の子どもとの温かな触れ合いのなかで楽しい食事をすることが、しなやかな心と体の発達をうながすよう配慮すること。<br>②食欲が調理法の工夫だけでなく、生活全体の充実によって増進されることをふ |

# 第11講 食育の内容と計画および評価

## Step1 レクチャー

| 項目 | ねらい | 内容 | 配慮事項 |
|---|---|---|---|
| 「食と健康」 | ①自分で食事ができること、身近な人と一緒に食べる楽しさを味わう。②さまざまな人々との会食を通して、愛情や信頼感をもつ。③食事に必要な基本的な習慣や態度を身につける。（※実際は「食と健康」の内容） | ③慣れない食べものや嫌いな食べものにも挑戦する。④自分の健康に関心をもち、必要な食品を進んでとろうとする。⑤健康と食べものの関係について関心をもつ。⑥健康な生活リズムを身につける。⑦うがい、手洗いなど、身の回りを清潔にし、食生活に必要な活動を自分でする。⑧保育所生活における食事の仕方を知り、自分たちで場を整える。⑨食事の際には、安全に気をつけて行動する。 | まえ、食事はもちろんのこと、子どもが遊びや睡眠、排泄などの諸活動をバランスよく展開し、食欲を育むよう配慮すること。③健康と食べものの関係について関心をうながすにあたっては、子どもの興味・関心をふまえ、全職員が連携のもと、子どもの発達に応じた内容に配慮すること。④食習慣の形成にあたっては、子どもの自立心を育て、子どもが他の子どもとかかわりながら、主体的な活動を展開するなかで、食生活に必要な習慣を身につけるように配慮すること。 |
| 「食と人間関係」 | ①自分で食事ができること、身近な人と一緒に食べる楽しさを味わう。②さまざまな人々との会食を通して、愛情や信頼感をもつ。③食事に必要な基本的な習慣や態度を身につける。 | ①身近な大人や友だちとともに、食事をする喜びを味わう。②同じ料理を食べたり、分け合って食事することを喜ぶ。③食生活に必要なことを、友だちとともに協力して進める。④食の場を共有するなかで、友だちとのかかわりを深め、思いやりをもつ。⑤調理をしている人に関心をもち、感謝の気持ちをもつ。⑥地域のお年寄りや外国の人などさまざまな人々と食事をともにするなかで、親しみをもつ。⑦楽しく食事をするために、必要なきまりに気づき、守ろうとする。 | ①大人との信頼関係に支えられて自分自身の生活を確立していくことが人とかかわる基盤となることを考慮し、子どもとともに食事をする機会を大切にする。また、子どもが他者と食事をともにするなかで、多様な感情を体験させ、試行錯誤しながら自分の力で行うことの充実感を味わうことができるよう、子どもの行動を見守りながら適切な援助を行うように配慮すること。②食に関する主体的な活動は、他の子どもとのかかわりのなかで深まり、豊かになるものであることをふまえ、食を通して、一人ひとりを生かした集団を形成しながら、人とかかわる力を育てていくように配慮すること。また、子どもたちと話し合いながら、自分たちのきまりを考え、それを守ろうとすることが、楽しい食事につながっていくことを大切にすること。③思いやりの気持ちを培うにあたっては、子どもが他の子どもとのかかわりのなかで他者の存在に気づき、相手を尊重する気持ちをもって行動できるようにする。特に、葛藤やつまずきの体験を重視し、それらを乗り越えることにより、しだいに芽生える姿を大切にすること。④子どもの食生活と関係の深い人々と触れ合い、自分の感情や意志を表現しながらともに食を楽しみ、共感し合う体験を通して、高齢者をはじめ地域、外国の人々などと親しみをもち、人とかかわることの楽しさや人の役に立つ喜びを味わうことができるようにする。また、生活を通して親の愛情に気づき、親を大切にしようとする気持ちが育つようにすること。 |
| 「食と文化」 | ①いろいろな料理に出会い、発見を楽しんだり、考えたりし、さまざまな文化に気づく。②地域で培われた食文化を体験し、郷土への関心をもつ。③食習慣、マナーを身につける。 | ①食材にも旬があることを知り、季節感を感じる。②地域の産物を生かした料理を味わい、郷土への親しみをもつ。③さまざまな伝統的な日本特有の食事を体験する。④外国の人々など、自分と異なる食文化に興味や関心をもつ。⑤伝統的な食品加工に出会い、味わう。⑥食事にあった食具（スプーンや箸など）の使い方を身につける。⑦あいさつや姿勢など、気持ちよく食事をするためのマナーを身につける。 | ①子どもが、生活のなかでさまざまな食文化とかかわり、しだいに周囲の世界に好奇心を抱き、その文化に関心をもち、自分なりに受けとめることができるようになる過程を大切にすること。②地域・郷土の食文化などに関しては、日常と非日常いわゆる「ケとハレ」のバランスをふまえ、子ども自身が季節の恵み、旬を実感することを通して、文化の伝え手となれるよう配慮すること。③さまざまな文化があることをふまえ、子どもの人権に十分配慮するとともに、その文化の違いを認め、互いに尊重する心を育てるよう配慮すること。また、必要に応じて一人ひとりに応じた食事内容を工夫するようにすること。④文化に見合った習慣やマナーの形成にあたっては、子どもの自立心を育て、子どもが積極的にその文化にかかわろうとするなかで身につけるように配慮すること。 |
| 「いのちの育ちと食」 | ①自然の恵みと働くことの大切さを知り、感謝の気持ちをもって食事を味わう。②栽培、飼育、食事などを通して、身近な存在に親しみをもち、すべてのいのちを大切にする心をもつ。③身近な自然にかかわり、世話をしたりするなかで、料理との関係を考え、食材に対する感覚を豊かにする。 | ①身近な動植物に関心をもつ。②動植物に触れ合うことで、いのちの美しさ、不思議さなどに気づく。③自分たちで野菜を育てる。④収穫の時期に気づく。⑤自分たちで育てた野菜を食べる。⑥小動物を飼い、世話をする。⑦卵や乳など、身近な動物からの恵みに、感謝の気持ちをもつ。⑧食べものを皆で分け、食べる喜びを味わう。 | ①幼児期において自然のもつ意味は大きく、その美しさ、不思議さ、恵みなどに直接触れる体験を通して、いのちの大切さに気づくことをふまえ、子どもが自然とのかかわりを深めることができるよう工夫すること。②身近な動植物に対する感動を伝え合い、共感し合うことなどを通して自らかかわろうとする意欲を育てるとともに、さまざまなかかわり方を通してそれらに対する親しみ、いのちを育む自然の摂理の偉大さに畏敬の念をもち、いのちを大切にする気持ちなどが養われるようにすること。③飼育・栽培に関しては、日常生活のなかで子ども自身が生活の一部としてとらえ、継続できるように環境を整えること。また、大人の仕事の意味がわかり、手伝いなどを通して、子どもが積極的に取り組めるように配慮すること。④身近な動植物、また飼育・栽培のなかから保健・安全面に留意しつつ、食材につながるものを選び、積極的に食する体験を通して、自然と食事、いのちと食事のつながりに気づくように配慮すること。⑤小動物の飼育にあたってはアレルギー症状などを悪化させないように十分な配慮をすること。 |
| 「料理と食」 | ①身近な食材を使って、調理を楽しむ。②食事の準備から後片づけまでの食事づくりに自らかかわり、味や盛りつけなどを考えたり、それを生活に取り入れようとする。③食事にふさわしい環境を考えて、ゆとりある落ち着いた雰囲気で食事をする。 | ①身近な大人の調理を見る。②食事づくりの過程のなかで、大人の援助を受けながら、自分でできることを増やす。③食べたいものを考える。④食材の色、形、香りなどに興味をもつ。⑤調理器具の使い方を学び、安全で衛生的な使用法を身につける。⑥身近な大人や友達と協力し合って、調理することを楽しむ。⑦おいしそうな盛りつけを考える。⑧食事が楽しくなるような雰囲気を考え、おいしく食べる。 | ①自ら調理し、食べる体験を通して、食欲や主体性が育まれることをふまえ、子どもが食事づくりに取り組むことができるように工夫すること。②一人ひとりの子どもの興味や自発性を大切にし、自ら調理しようとする意欲を育てるとともに、さまざまな料理を通して素材に目を向け、素材への関心などが養われるようにすること。③安全・衛生面に配慮しながら、扱いやすい食材、調理器具などを日常的に用意し、子どもの興味・関心に応じて子どもが自分で調理することができるように配慮すること。そのため、保育所の全職員が連携し、栄養士や調理員が食事をつくる場面を見たり、手伝う機会を大切にすること。 |

**評価の実施**

　質の高い食育を展開するためには、実施にあたった全職員による評価と計画の見直し（改善）が不可欠である。評価は、企画評価、実践の経過（プロセス）評価、結果評価と各段階において行うとよい。

　評価を行う際には、実施経過を保育者の支援の面と子どもの育ちの面の両方から記録しておく必要がある。この記録をもとに、実践の経過（プロセス）の評価と、目標やねらいに対する結果の評価を行い、次の計画への修正、実践の充実を図る。

　評価の内容については、目標に応じて具体的な評価の視点や項目は事前に計画段階で決めておくとよい。子どもの身長や体重、食事量といった量的評価のみではなく、数値では表しにくい子どもの心情や意欲、子どもの一人ひとりの育ちについての質的評価を行うことも重要である。

　評価の結果、達成されなかった事項については、どの段階に問題があったかを検討し、その内容を改善することによって計画の質を高め、目標の達成を目指すようにする。

　また、実践を展開した保育者自身の評価を行うことで、保育者の自己学習・自己研鑽につなげていくことも必要である。

## 4. 食育のための環境

　保育所において食育を展開するためには、子どもと保育者が実行しやすい環境をつくることが不可欠である。子どもを取り巻く人的・物的な環境を計画的に構成する必要がある。

**自然とのかかわり**

　日々の食事に利用される食べ物は、自然の恩恵のうえに成り立ち、食べるという行為自体が貴重な動植物の命を受けつぐことである。そのため、動植物の命を尊ぶ機会となるようなさまざまな体験活動や適切な情報発信等を通して、自然に感謝の念や理解が深まっていくようにする。

　例えば、日々の保育のなかで、種まき、水やり、草取り、収穫などの日常的に園庭などを活用した体験とともに、地域の農家などと連携し自然のなかでの体験をさせるなど、保育の環境を整えることが必要である。また、日々の食事に利用されている食べ物に実際にふれたり、においをかいだり、味わったりすることで、食べ物

に関する理解を深めることも大切である。
　さらに、子どもたちが、自分が体験したことに対してさらに理解を深められるよう、絵本や紙芝居、図鑑などの活用、絵を描くなど、日々の保育と連動させる工夫も必要である。

### 食卓や保育室の環境づくり

　食事やおやつの時間は、子どもにとって日々繰り返される生活の一部である。子どもの情緒の安定のためにも、ゆとりのある食事の時間を確保し、食事をする部屋が、温かな親しみとくつろぎの場となるように、採光やテーブル、いす、食器、食具といった必要な物品を整える。また、これらのテーブルといすの高さや食具（例えば、箸の利用など）などについては子ども一人ひとりの発達段階に応じたものとなるように配慮する。
　保育室内で、手洗い、配膳や後片づけ、給食当番などを行う際には、保育者が実施する場合や子どもが自ら配膳・後片づけする場合などの状況に応じ、衛生面や事故の回避などの観点から子どもの目線、子どもの動線を確認し、保育者の配置や保育室内の物の配置など人的・物的環境を整える。
　また、調理する人への感謝の気持ちが育つように、子どもと調理員とのかかわりや、調理室など食にかかわる保育環境に配慮することも必要である。

### 人とのかかわりを育む環境づくり

　人と一緒に食事をすることは、他者の存在に気づき、おいしさや楽しさを共感し、相手を尊重することを学び、コミュニケーションを図る場となる。また、餅つきやひな祭りなど行事を通して近隣の地域の高齢者との交流や、他の保育所、幼稚園などと交流することにより、地域への愛着や信頼感、思いやりや感謝の念などが育まれる。
　そのため、子どもが、子ども同士、保育士や栄養士、調理員、高齢者をはじめとする地域の人々や生産者など、さまざまな人々と食事をする機会をつくることが必要である。その際には、子どもが自発的にコミュニケーションを図り、人とかかわる力が育まれるように配慮する。

# Step 2

**演習** 保育所の子どもたちの課題を確認し、食育の年間計画を作成してみよう

## 課題

① 保育所における食育の年間計画のねらい・目標を考える。
② ①をもとに、**図表11-4**の記入例を参考に、ある年齢の食育の年間計画を**図表11-3**の様式を使い作成する。

## 進め方

### （1）準備するもの
・保育所の子どもの食の課題がわかる統計資料や論文
・保育所の全体的な計画、指導計画

### （2）方法

① 保育所の目標に則し、全体的な計画をふまえ、食育の全体計画を作成する。
　また、食育の全体計画をふまえ、ある年齢を想定し、食育の指導計画を作成する。
　基本的に食育の計画を作成する場合には、保育所など入所している子どもたちの課題把握からはじまるが、演習において子どもたちの課題把握が難しい場合には、既存の統計資料や論文を活用し、子どもたちの食の課題を設定してもよい。
　個人で1人で計画作成を行ってもよいし、グループで話し合って計画を作成してもよい。

② 個人で計画作成を行った場合は、グループ内で発表し、グループ内で自分のつくった計画の修正点等を話し合う。
　グループで計画を作成した場合は、クラスの場でグループごとに発表し、クラスで意見交換を行う。

③ ②の話し合いをふまえ、必要に応じて計画の修正を行う。

Step1 | **Step2 プラクティス** | Step3

## 図表11-3　年間指導計画様式例

◯歳児　年間指導計画

| 保育のねらい | 養護 | | | 教育 | |
|---|---|---|---|---|---|
| 期別 | | Ⅰ期（4～6月） | Ⅱ期（7～9月） | Ⅲ期（10～12月） | Ⅳ期（1～3月） |
| 子どもの姿 | | | | | |
| ねらい | 養護 | | | | |
| | 教育 | | | | |
| 内容 | 養護 | | | | |
| | 健康 | | | | |
| | 人間関係 | | | | |
| | 環境 | | | | |
| | 言葉 | | | | |
| | 表現 | | | | |
| （環境構成を含む）保育士等の援助・配慮 | | | | | |
| 地域・家庭との共有 | | | | | |
| 食育 | | | | | |
| 就学に向けて | | | | | |
| 総合評価 | | | | | |

提供：社会福祉法人相和会　相愛保育園（秋田県横手市）（一部改変）

第11講　食育の内容と計画および評価

## 図表11-4　5歳児　年間指導計画（例）

| 保育のねらい | ○保健的で安全な環境のなか、快適に過ごせるようにする。<br>○のびのびと安定した気持ちで生活ができるように、活動の流れにそって時間や場所を設定し、ゆとりがもてるようにする。<br>○一人ひとりの要求を満たしながら、情緒の安定を図る。 |
|---|---|

| 期別 | Ⅰ期（4～6月） | Ⅱ期（7～9月） |
|---|---|---|
| 子どもの姿 | ○年長児になったことの喜びや期待感がみられ、活動に意欲的に取り組む。<br>○年下の子の面倒をみようとし、人に頼られることに喜びを感じる。<br>○基本的な生活習慣は、身についてきているが、援助が必要なこともある。<br>〈遊び〉鉄棒遊び（前回り）・お家ごっこ・ハンターごっこ・散歩・縄跳び・指編み・色おに・ゾンビごっこ・だるまさんがころんだ | ○生活のサイクルが身につき、自ら進んで行動できるようになる。<br>○相手の思いに気づきながらも自己主張することがある。<br>○身の周りの自然事象や事物に対して興味関心が高まり友だちと一緒に考えを見いだして遊ぶ。<br>○プール遊びでは潜ることに挑戦し、できる泳ぎを進んで行う（バタ足練習・けのび）。<br>〈遊び〉虫捕り・草花摘み・ビオトープで笹舟流し・サッカー・野球ごっこ・鬼ごっこ・なべなべそこぬけ・花いちもんめ・跳び箱・前転 |

| 内容 | | Ⅰ期（4～6月） | Ⅱ期（7～9月） |
|---|---|---|---|
| ねらい | 養護 | ○保健的で安全な環境のなかで、のびのびと快適に過ごせるようにする。<br>○一人ひとりの子どもの要求を適切に満たしながら、情緒の安定を図る。 | ○梅雨期、夏期の環境保健に留意し、快適に過ごせるようにする。<br>○気温の変化に応じ、室温・換気に配慮し、適度な運動と休息のバランスをとっていく。 |
| | 教育 | ○年長児としての意識をもち、保育者や友だちと意欲的に活動する。<br>○異年齢児に親しみをもち、かかわりを楽しむ。 | ○友だちと同じ目的をもって、夏の遊びを楽しむ。<br>○自分の役割を果たし、決まりを守ることで、友だちと協力して1つのことに取り組む楽しさや充実感を味わう。 |
| 内容 | 養護 | ○健康、安全に必要な態度を身につけ、それを理解して行動できるようにする。<br>○保育者との信頼関係を深め、一人ひとりの子どもが主体的に活動し、安心して自己発揮ができるようにする。 | ○情緒の安定を図り、自分の思いや考えを表現し生活できるようにする。<br>○一人ひとりの健康状態を把握し、水分補給や休息などに適切に対応する。 |
| | 健康 | ○鉄棒、跳び箱、マット、ネット、平均台などのさまざまな遊具や用具の正しい使い方を身につけ、安全を意識して遊ぶ。<br>○身体の構造やそのはたらきについて知る。<br>○発達段階に応じた体力づくりをする（雑巾がけ・手押し車・馬とび・前転）。<br>○自ら手洗い・うがいや水分補給、着替えをしたりする。 | ○自ら気づいて水分補給や手洗い、うがいをしたり、汗の始末や衣服の調節をしたりする。<br>○排便の後始末の仕方を身につける。<br>○水に親しみ、潜る、泳ぐなどし、全身を動かした遊びを楽しむ。 |
| | 人間関係 | ○友だちと楽しく生活するなかで、決まりの大切さに気づく。<br>○人の役に立つことに喜びを感じる。<br>○年下の子の面倒をみて、親しみをもつ。 | ○考えや感情の行き違いのなかで、相手の思いや考えに気づく。<br>○生活に必要な決まりを自分たちで考え、理解して行動する。 |
| | 環境 | ○身近にある数や文字、形などに関心をもつ。<br>○草花（ムラサキコギク、ヒメオドリコソウ）や昆虫類（カエル、クワガタ、アリ、カタツムリ）などの自然物に親しみ、自分で調べながら成長や変化に興味をもったり、世話をしたりする。<br>○ルールや決まりの必要性に気づき、守ろうとする。<br>○交通ルールの大切さに気づく。<br>○身近な物を大切に扱い周りの物を整理整頓する。 | ○夏野菜栽培で世話の大切さや収穫の時期に気づき、収穫した野菜を喜んで食べる（きゅうり・トマト・なすなど）。<br>○園内外の行事に関心をもつ。<br>○動植物の世話を通して、命あるものの存在に気づき大切にする。<br>○環境の変化や状況の変化に応じて気持ちの切り替えができる。 |
| | 言葉 | ○人の話を注意して聞き、内容を理解する。<br>○自分の思いを言葉でていねいに伝える。<br>○自らあいさつや返事ができるようにする。 | ○自分の考えを伝えたり、友だちの思いを受け入れたりする。<br>○言葉遊びを楽しむ（絵本、しりとり、なぞなぞなど）。 |
| | 表現 | ○さまざまな音や、形、色、動きなどに気づいたり見つけたりして楽しむ。<br>○感じたこと、想像したことをいろいろな素材や用具を使って描いたり、作ったりする（自由製作、こいのぼり製作）。<br>○音楽や周りの音に合わせて歌ったり、楽器を鳴らしたりする（せんせいとおともだち・バスごっこ・おぼろ月夜・しょうじょう寺のたぬきばやし）。 | ○経験したことや見たことをさまざまな素材で自分なりに表現する。<br>○絵本や物語に親しみ、興味をもって自分なりに読み、イメージして楽しむ。 |

事例提供：社会福祉法人相和会　相愛保育園（秋田県横手市）

**Step2 プラクティス**

第11講 食育の内容および評価

| 教育 | ○生活や遊びのなかで、言葉・形・数・量について学び、関心をもつ。<br>○さまざまな人とのかかわりのなかで生活に必要な基本的習慣や協調性を身につけ、思いやりや感謝の気持ちを態度に表す。<br>○身近な自然や社会環境に関心をもち、探究心を深めていくなかで、感じたことをのびのびと表現する。<br>○子どもが主体となり、目的意識をもつなかで、見通しをもって行動する。<br>○小学校との円滑な接続、連続性の確保のために、3つの自立（学びの自立・生活上の自立・精神的な自立）を身につける。 ||
|---|---|---|
| | Ⅲ期（10～12月） | Ⅳ期（1～3月） |
| | ○全身の調整力が身につき、自分なりの目標のなかで、からだを動かしさまざまなことに挑戦しようとする。<br>○友だち同士のトラブルもあるが、言葉のやりとりで解決しようとする。<br>○さまざまな行事への参加を通して、地域社会の事象に気づく。<br>○自信をもって過ごせるようになり、クラス全体の活動にまとまりがみえてくる。<br>○友だちが困っているときは、優しく声をかけ、手伝ってあげようとする。<br>〈遊び〉サッカー・野球ごっこ・縄跳び・いすとりゲーム・ももたろう（わらべ歌遊び）・かくれんぼ・伝言ゲーム・はないちもんめ・雪遊び・バレーボール・お手玉・俳句づくり・カルタとり | ○就学に向けて期待をもちながら、生活や遊びに意欲的に取り組む。<br>○仲間意識が高まり、互いに認め合いながら自主的に園生活に取り組む。<br>○さまざまな事象に関心をもち、積極的にかかわったり遊んだりする。<br>○1つの目標に向かって皆で協力しようとする。<br>〈遊び〉学校ごっこ・卒園製作・お店屋さんごっこ・雪遊び・正月遊び・ドミノ遊び・しりとり遊び |
| | ○季節の変化に応じて、健康で安全な環境のなかで快適に過ごせるようにする。<br>○一人ひとりが安心して自己表現できるようにする。 | ○安全・健康な生活を送るための基本的生活習慣が身につき、自信をもって生活できるようにする。<br>○一人ひとりが自分に自信をもち、就学への期待感や喜びをもてるようにする。 |
| | ○生活のなかのルールについて必要性を理解し、守る。 | ○冬の自然や生活に関する事象に関心をもつ。<br>○共通の目標に向かって協力し、それを達成する喜びを味わう。 |
| | ○子どもの姿や興味を理解して遊びが楽しめるように環境を整え安全に配慮する。 | ○自分の健康状態に関心をもち、健康に必要な生活を身につけられるようにする。<br>○自分に自信をもち何ごとにも取り組む力をつけられるようにする。 |
| | ○自分の力を出し、競い合ったり応援したりして、全身を使って運動する満足感を味わう。<br>○就学に向けて、午睡のない小学校の生活リズムを知り、整えていく。<br>○手洗い・うがい、換気など、感染症予防に必要なことを自らしようとする。 | ○身体や病気に関心をもち健康な食生活を身につける。<br>○寒さに負けず、十分にからだを動かし、いろいろな運動遊びに意欲的に取り組み、丈夫な心とからだをつくる。 |
| | ○相手の話を最後まで聞く姿勢を身につける。<br>○世代間交流を通して、地域の人々とのかかわりを深め、相手を敬う気持ちをもつ。<br>○友だちとのかかわりのなかで、自分たちで遊びを展開させたり思いを伝え合ったりする。 | ○異年齢児と気持ちを伝え合いながら遊びを楽しむ。<br>○相手の意見も受け入れながら遊びや活動を展開させる。<br>○お互いの良いところや力を認め、クラスのなかで安心して自己を発揮していく。 |
| | ○前後・左右・遠近・時間・間隔などに興味や関心をもつ。<br>○身近な公共施設や交通機関のしくみやそこで働く人々に関心をもつ。 | ○遊びやゲームを通してルールを理解し、生活のなかに取り入れる。<br>○周囲の交通の状況に目を向け、安全な行動ができる。 |
| | ○人の話を注意して聞き相手にもわかるように話す。<br>○人の話を聞き共感したり、思いを受け止めたりし、問いかけに対して反応して答える。<br>○カルタ遊びや絵本から文字への関心が高まり、自分のわかる文字を拾い読みする。<br>○言葉の意味に関心をもち調べようとする。<br>○俳句を暗記したり字数に合わせて俳句をつくったりする。 | ○さまざまな出来事のなかで、イメージを膨らませ、感動したことを伝え合う。<br>○音声言語と文字の関係性に興味をもつ。 |
| | ○音楽に親しみ、歌ったり踊ったり、楽器を鳴らすことで、音色の美しさやリズムの楽しさを味わう。<br>○友だちと協力し合い作ったものを飾ったり、遊びに取り入れて楽しんだりし、互いの頑張りを認め合っていく。<br>○発表会の劇練習を通して、役になりきり、演じることを楽しむ。 | ○鉛筆の正しい持ち方を確認し、文字を書くことで、相手に思いを伝える。<br>○卒園に向け、個々の思いを活動に取り入れ自発的に表現する。 |

（次ページに続く）

### 図表11-4　5歳児　年間指導計画（例）（続き）

| 保育のねらい | 養護 | ○保健的で安全な環境のなか、快適に過ごせるようにする。<br>○のびのびと安定した気持ちで生活ができるように、活動の流れにそって時間や場所を設定し、ゆとりがもてるようにする。<br>○一人ひとりの要求を満たしながら、情緒の安定を図る。 ||
|---|---|---|---|
| 期別 || Ⅰ期（4～6月） | Ⅱ期（7～9月） |
| | 保育士等の援助・配慮（環境構成を含む） | ○子どもたちとともに生活の場をつくっていくことを大切にし、その過程を通して、年長組になった実感がもてるようにする。<br>○のびのびと安定した気持ちで過ごせるように、事前に1日の流れを伝え見通しをもてるようにする。<br>○年長になった喜びと不安に揺れ動く気持ちを受け止めて、一人ひとりとのスキンシップを大切にしていく。<br>○褒める、注意をすることにメリハリをつけ、注意の際は"なぜ"を子ども自身が納得できるよう反復した指導をしていく。<br>○利便性の保たれた環境設定をするのではなく、子どもが考えて行動するような不便性の方法や手段を知らせていく。<br>○ソシオメトリックテスト（心理学的関係の分析）の実施により、友だち同士の関係性の理解、支援方法を検討する。 | ○一人ひとりの得意なところや思いやりの心、優しさの面など、子どもたちに良いところを伝え、お互いが認め合えるようにしていく。<br>○友だち関係を深めるために、グループをつくったりアイデアを提供したり、相手の気持ちを感じ取ることができるように配慮していく。<br>○自分の健康や身体について関心をもち、食べ物、運動、生活リズムの大切さなどに子どもが気づけるよう呼びかけていく。<br>○夏の疲れに配慮しながら、静と動の活動バランスをとり、十分な休息をとれるようにしていく。 |
| | 地域・家庭との共有 | ○家庭と連携しながら、適切な生活リズムがつくられるようにしていく。<br>○毎週火曜日に整容検査を行い、子どもや家庭にその必要性を伝えていく。<br>○家庭の様子を聞いたり、園での様子を伝えたりしながら、保護者との連携をとっていく。<br>○定期的な懇談会などを通して各年齢の発達過程について家庭にも伝え、発達状況を理解し、見通しをもってもらうようにする。<br>○高齢者施設訪問や地域の人々とのふれあいを通して、お互いが楽しかったと思えるような体験をする。<br>○連絡帳やトピックスを通して、就学に向けての園での取り組みを伝え、家庭と連携を深めていく。 | ○子どもの頑張りを伝え、家庭と双方で褒めて自信をもたせていく。<br>○クラスだよりなどを通して、子どもの興味のあることや楽しい様子を伝え、成長を保護者がうれしく感じられるようにする。<br>○夏の疲れが出てくる時期であることを伝え、生活リズムを整えてもらう。<br>○夏の行事を通して、地域の人々や保護者に園での活動状況を知ってもらう。 |
| | 石井式[*1] | ○絵本読みを正しく行う。<br>○俳句やことわざの意味合いを知る。<br>○数概念理解のため、百玉そろばんに取り組む。 | ○絵本読みでグループ読みをし、自信をもつ。 |
| | MS[*2] | ○聴奏・聴音を実践する。<br>○鍵盤奏やコーデル奏で課題曲のメロディーを奏でる。<br>○リズム打ち（リトミック）を行う。<br>○身体反応を正しく行う。 | ○聴音・聴唱を正確に行い、聴奏をする。 |
| | 食育 | ○食事の大切さを知り、感謝の気持ちをもつ。<br><br>○日本固有の「口内調味」について知らせ、よく咀嚼し、三角食べの習慣を身につける。 | ○自分たちで野菜を栽培することで、食物の特徴（形・大きさ・重さ・不思議さ・感触）を知り、意欲的に食べる。<br>○野菜の成長記録をとることで、成長過程を知る。 |
| | 就学に向けて | ○各小学校での連絡会を通して、小学校での現状を子どもたちに知らせながら意識づけをする。 | ○小学生との交流会を通して学校生活の集団規範の形成を図る活動を積極的に活動に取り入れる。 |
| | 総合評価 | | |

事例提供：社会福祉法人相和会　相愛保育園（秋田県横手市）

Step1 | **Step2 プラクティス** | Step3

第11講 食育の内容と計画および評価

| 教育 | ○生活や遊びのなかで、言葉・形・数・量について学び、関心をもつ。<br>○さまざまな人とのかかわりのなかで生活に必要な基本的習慣や協調性を身につけ、思いやりや感謝の気持ちを態度に表す。<br>○身近な自然や社会環境に関心をもち、探究心を深めていくなかで、感じたことをのびのびと表現する。<br>○子どもが主体となり、目的意識をもって、見通しをもって行動する。<br>○小学校との円滑な接続、連続性の確保のために、3つの自立（学びの自立・生活上の自立・精神的な自立）を身につける。 | |
|---|---|---|
| | **Ⅲ期（10～12月）** | **Ⅳ期（1～3月）** |
| | ○活発な遊びとともに出てくる競争心や肯定感を受け止め、自信をもてるようにしていく。<br>○発表会で使用する用具の安全確認をその都度行っていく。<br>○夏の生活からリズムを立て直し、健康で安全に過ごせるよう、一人ひとりの状況把握をしていく。また、感染症予防のための手洗い・うがいの大切さなどを伝え、その都度確認をしていく。<br>○遊びのなかでさまざまな体験ができるような環境構成に努める。 | ○生活習慣の確認をしていく。<br>○保育要録を整理、記録する。<br>○年長児として自分たちが取り組んできたことを振り返り、互いの良さを認め合えるようにする。<br>○生活や遊びから具体的な活動を通して、数、形、時間、言葉などの力が身についてきたかを確認する。<br>○卒園式に向けて、卒園するという意識づけを行い、クラスの雰囲気づくりをする。 |
| | ○保護者に園行事などの活動の計画を知らせ、家庭においても子どもの生活や経験を広げてもらうよう話をする。<br>○保護者に健康診断結果を知らせ、発達・発育状況の確認・対応を行う（小児生活習慣病など）。 | ○行事を通して、それぞれの地域や家庭の習慣を子どもたちに伝えてもらう。<br>○就学についての保護者の不安や心配ごとを受け止め、子どもが入学に対して期待が高まるような対応をしてもらう。<br>○子どもたちの成長を具体的に伝え、ともに喜び合う。また園生活についての理解や協力に対して感謝の気持ちを伝える。 |
| | ○時計の見方を学ぶ。<br>○詩の朗読をし、言葉の面白さや美しさを知る。 | ○一人ずつ大きな声で絵本読みをし、自信を高める。<br>○友だちの前で朗読を披露する機会（朗読会）をもつ。 |
| | ○さまざまな楽器（鈴、タンバリン、トーンチャイム、木琴、大太鼓、中太鼓、ハンドベル、鍵盤ハーモニカ）に触れ、合奏し、ハーモニーを奏でる楽しさを味わう。<br>○アイマスクを着用し、音の聴き分けに挑戦する。 | ○頭声発声で2部合唱する。<br>○コンサートを設け、日ごろの取り組みを表現し、自信につなげる。 |
| | ○身体と食物の関係性に関心をもつ。<br>○自分のからだのしくみを知る（絵本、紙芝居等）。<br>○人間以外のからだのしくみについても知り、動物・魚の命をいただいてることを実感し、感謝の気持ちをもって食事する。<br>○クッキングを通して器具の使い方、調理の過程を知る（さんま炭火焼き、干ししいたけ、焼きおにぎり、米研ぎ）。<br>○就学に向けて食事時間を設定し、時計の針の動きを知らせたうえで、食べるペースや時間までに食べ終えることを意識して食事する。<br>○就学に向け、基本的マナーの再確認と、正しい食習慣の意識をさらに高め、実践できる力を身につける。 | ○身体や病気に関心をもち、健康な食生活の習慣を身につける。<br>○食物がどのように身体に作用するのか食品群について知る（ゲーム、ペープサート、イラスト、歌など）。 |
| | ○就学へ向けて活動時間配分を考慮し、45分の活動、15分の休憩のサイクルに慣れていく。<br>○共通の目的に向かって協力・工夫したり、役割分担したりする経験を重ねる。<br>○問題解決に向け、相談したり、互いの考えに折り合いをつけ、達成感をもってやり遂げる活動を計画的に進める。 | ○保育要録等の作成を行い、引き継ぎを行う（クラス編成を含む）。<br>○体験入学を通して、就学への期待感を高める。<br>○今まで学んできたことを総合化し、小学校生活に向けて学びを高める。 |

*1：石井式（石井式国語学習）：「漢字仮名交じり文」を用い、漢字で教えて読書能力を高める幼児期の教育。教育学博士石井勲が提唱した。

*2：MS（ミュージックステップ）：耳や身体で「感じる」体験を通して「聴く力」を育てながら、幼児期ならではの柔軟な能力を活かし、感覚を養う音感教育法。

# Step3

## 食育の取り組みの視点——食のつながりと循環

「食育」という言葉の概念には、食生活における知識・選択力の習得を通じた単なる食生活の改善にとどまらず、食を通じたコミュニケーションやマナー等の食に関する基本所作(きほんしょさ)の実践に加え、自然の恩恵等に対する感謝の念と理解、すぐれた食文化の継承等、食に関する基礎の理解など、広範(こうはん)な内容が含まれる（**図表11-5**）。

**図表11-5** 食育の考え方の体系的な整理

| 理念 | 分野 | | 望まれる日常の行為・態様 | 涵養（例） | 是正対象 | 主な関連施策等 |
|---|---|---|---|---|---|---|
| 食にかかる人間形成 | 豊かな人間形成（知育・徳育・体育の基礎） | 食を通じたコミュニケーション | ・食卓を囲む家族の団らん<br>・食の楽しさの実感<br>・地域での共食 | ・精神的豊かさ | ・孤食<br>・個食 | （共食の場つくり）<br>・親子で参加する料理教室<br>・食事についての望ましい習慣を学ぶ機会の提供 |
| | | 食に関する基本所作 | ・正しいマナー・作法による食事<br>　食事のマナー（姿勢、順序　等）<br>　配膳、箸　等 | ・規範道守意識 | | |
| | 食に関する基礎の習得 | | ・食前食後の挨拶習慣（「いただきます」「ごちそうさま」） | ・自然の恩恵（動植物の命を含む）、生産者等への感謝の念 | | |
| | 食に関する基礎の理解 | 自然の恩恵等への感謝、環境との調和 | ・地場産の食材等を利用した食事の摂取・提供（地産地消）<br>・環境に配慮した食料の生産消費（食材の適量の購入等）<br>・調理の実践、体験 | ・「もったいない」精神<br>・豊かな味覚 | ・食べ残し<br>・安易な食材の廃棄<br>・偏食 | ・消費者と生産者の交流<br>・食に関する様々な体験活動（教育ファーム等）<br>・農林水産物の地域内消費の促進 |
| | | 食文化 | ・郷土料理、行事食による食事 | ・食文化、伝統に関する歴史観等 | | ・普及啓発　ほか |
| | | 食料事情ほか | ・世界の食料事情や我が国の食料問題への関心 | ・食に関する国際感覚<br>・食料問題に関する意識 | | |
| | 心身の健康の増進 | 食品の安全性 | ・科学に基づく食品の安全性に関する理解 | ・食品の安全性に関する意識 | | ・食に関する幅広い情報提供<br>・意見交換（リスクコミュニケーション） |
| | 食に関する知識と選択力の習得・健全な食生活の実践 | 食生活・栄養のバランス | ・食材、調理方法の適切な選択による調理<br>・中食の適切な選択<br>・外食での適切な選択<br>・日本型食生活の実践 | ・栄養のバランスに関する食の判断力、選択力 | ・肥満、メタボリックシンドローム<br>・過度の痩身志向<br>・偏食<br>・フードファディズム | ・健全な食生活に関する指針の活用<br>・栄養成分表示など |
| | | 食生活リズム | ・規則正しい食生活リズム（毎朝食の摂取、間食・夜食の抑制）<br>・口腔衛生 | ・健全な生活リズム | 朝食の欠食 | ・食事についての望ましい習慣を学ぶ機会の提供<br>（「早寝早起き朝ごはん」運動の推進）<br>（8020運動の実践） |

出典：内閣府「食育推進国民運動の重点事項（食育推進有識者懇談会取りまとめ）」p.12, 2007.

食の営みは、さまざまなつながりと循環のなかで成り立っており、2013（平成25）年5月に内閣府において作成された「食育ガイド」の冒頭には、それらのつながりや循環の全体像を俯瞰するために「食育の環」が示されている（図表11-6）。

　すなわち、生産・加工・流通、販売、食卓、廃棄といった食べ物の循環、食べることが生きる力につながり社会全体の力となっていく循環、また、自然のなかで育まれた食べ物が私たちのからだをつくり、乳幼児期から高齢者まで、そして次世代までつながっていくという循環が1つの絵に含まれている。

　さらに、食の営みは地域のなかでさまざまな関係者や情報といった環境やつながりのなかで育まれ、自然・文化・社会環境といった私たちをとりまく環境ともかかわっている。

　自分たちが行っている食育の取り組みについて、食育の全体像の中でどのような部分に位置づく取り組みかを確認し、さらに子どもの発育・発達の連続性のある育ちの全体像をとらえながら、計画的に取り組みを推進し評価改善し、現在行っている取り組みをよりよいものにしていく必要がある。

図表11-6　食育の環

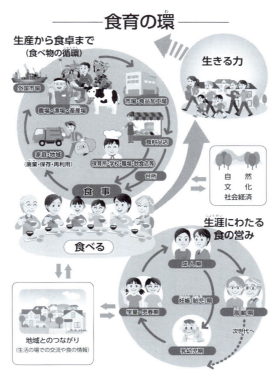

出典：内閣府「食育ガイド」p.2, 2013.

| 食育 | 「保育所における食育に関する指針」の保育所での活かされ方② |
| 事例 | ～栄養3色ボード～ |

　B保育所では、5歳クラスの子どもたちが、当番制で給食の食材を示すカードを栄養3色ボードに分類している。

　栄養3色ボードでは、第10講113ページ「保育所における食育に関する指針」の食育の5項目のなかの「①食と健康：食を通じて、健康な心と体を育て、自ら健康で安全な生活をつくり出す力を養う」をねらいとしている。
　下記の栄養3色ボードの手順が、図表11-2（124ページ）の「3歳以上児」の食育のねらいと内容の「食と健康」の「ねらい」と「内容」のどれにあたるか、そして配慮事項は何かを考えてみよう。

【手順】
① 栄養3色（第5講51ページ図表5-3参照）の話をする。
　「赤の仲間の食べ物はみんなの体をじょうぶにしてくれるもので、みんなの骨や血や肉になるんだよ～」
　「黄色の仲間の食べ物は体を動かすもとになるもので、みんなの力や体温になるんだよ～」
　「緑の仲間の食べ物は、体の調子をよくしてくれるものなんだよ～」
② いろいろな食材カードを見せ、みんなに「これは何かな？　何色に入るかな？」と聞く。
③ 次の日から、1グループずつ交代で、給食に合わせて食材カードを栄養3色ボードに貼りつけていく。
④ 最初は栄養士もしくは調理職員と一緒にやっていく。
⑤ 覚えてくると食材を見るだけで「これは赤！」と言えるようになる。
⑥ 異年齢の子どもに教えたりするようになる。

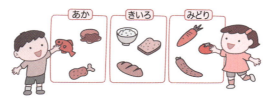

（梶　忍）

**参考文献**
● 厚生労働省編『保育所保育指針解説』フレーベル館，2018．
● こども未来財団「保育所における食育の計画づくりガイド」2007．
● 内閣府『平成29年度　食育白書』2018．
● 内閣府「食育ガイド」2013．

# 第12講

# 地域や家庭と連携した食育の展開

保育のなかで食育を展開するためには、地域や家庭との連携が不可欠である。ここでは、食育の取り組みを行ううえで、配慮すべき、①地域の関係機関との連携や職員間の連携、②食生活指導・助言および食を通した保護者への支援、について学ぶ。さらに、保護者への支援において役立つ、行動変容の理論について理解を深める。

# Step 1

## 1. 地域の関係機関との連携や職員間の連携

　子どもの発達を支えるために、保育所と家庭および地域社会と連携して食育の取り組みが展開されるように配慮する。その際、家庭や地域の機関および団体の協力を得て、地域の自然、人材、行事、施設等の資源を積極的に活用していくことで、取り組みの幅が広がってくる。

**地域の関係機関との連携**

　子どもに対する食育の取り組みは、地域の実情をふまえ、家庭、保育所、学校をはじめ地域の多くの関係機関や組織、職種が連携して取り組むことが必要である。そのためには、地域にどのような組織や資源があるかを確認することからはじめるとよい。例えば、保健所、保健センター、ほかの保育所、幼稚園、小学校、商店街の食料品店、スーパーマーケット、医療機関、福祉施設および地域活動の場、生産者や栄養・食生活に関する人材など地域によってさまざまな資源がある。地域の特性を活かし、子どもが豊かな食育の体験ができるように、保育所の食育の目標に応じて、日ごろから関係組織や関係機関と連携を図りながら、食育の取り組みを実施することが必要である。

　また、保育所での日々の食事における食物アレルギーや摂食・嚥下機能に関する対応やそれらに関する助言、事故発生時における具体的な対応について協力が得られるよう、保育所の嘱託医や歯科医と密接に連携し日ごろから情報交換を行うことが必要である。さらに、嘱託医や歯科医に加え、保健センター、保健所、子育て支援センター、病院、診療所等の機関と情報交換を行うなど連携を図っておくことも必要である。

　障害のある子どもを保育している場合には、医療機関や療育機関と連携し、療育にかかわる専門的な対応や知識・技術を学ぶとともに、保育所での日々の様子を観察し、子どもの状況の理解を深め、適切な保育を提供することが重要である。特に、食事の観点からは、子どもの障害の特性に応じて食事の形態や食具、食事をする環境などの配慮を要することがあり、これらの関係機関との連携は不可欠である。

　子どもの育ちを支えるために、就学の際に保育所児童保育要録を小学校へ送付することとされている。子どもの食事に関する配慮事項などがあれば、食事に関する情報を記載するとよい。

### 職員間の連携と職員の資質向上

　保育の一環として食育を進めるためには、保育の計画（「全体的な計画」および「指導計画」）を作成、実施、評価を行う際に、子どものどのような育ちをねらいとしているのか、保育士、栄養士、調理員等の職員が共通の目標をもち、理解を深め、それぞれの専門性を活かして取り組むことが重要である。

　保育所内では、園長（所長）が職員の連携・協力体制を整える必要があり、定期的な職員会議や給食会議などにおいて、保育士、栄養士、調理員等の職員が一堂に会し、保育の計画や食育の計画の作成の議論を行い、子どもにとっての保育の質を高めるために、それぞれの職員が専門的な立場から取り組みを行うことが重要である。

　特に、栄養士が配置されている場合には、実際に保育室において子どもの発育・発達状態、健康・栄養状態、食事の状況を観察し、その専門性を活かして、献立の作成、食材の選定、調理方法、摂取方法等の指導にあたることが望まれる。栄養士が、子どもたちの日々の食事の状況を観察し、一人ひとりの咀嚼・嚥下機能や食具の使い方、好き嫌いへの対応などを把握することで、保育士との連携が図りやすく発育・発達の過程に応じた食事の提供を行いやすくなる。

　一人ひとりの子どもに応じた食事の提供を含む食育の取り組みの質を高めていくためには、定期的・継続的に取り組みについて検討を行い、課題を把握し、改善のために具体的な行動ができるように体制を構築することが必要である。さらに、職員がそれぞれの専門性を発揮した保育を行うためには、その専門的力量の維持・向上が不可欠である。特に、食育に関する取り組みは、保育士のみではなく、栄養士や調理員等の職員が連携して行うことが特徴的であることから、職員一人ひとりの意識を向上させるよう、保育所内外の研修を体系的・計画的に行っていく必要がある。

## 2. 食生活指導・助言および食を通した保護者への支援

　乳幼児期は、心身の発育・発達が著しく、豊かな人間性の基礎を培（つちか）う時期である。個人差が大きいこの時期の子どもたちの一人ひとりの健やかな育ちを支援するためには、食生活に関する適切な支援が必要である。

### 食生活指導・助言

　子どもの食生活は、家庭と保育所のなかで営まれることとなるため、常に家庭との連携を重視し、保護者に対して子どもの食生活に関する指導や助言を行う必要があ

る。乳児期は、離乳食の進め方や好き嫌い、偏食など、家庭での食事の状況を把握するとともに、保育所での様子を家庭に伝えることで、家庭と保育所の相互で子どもの食生活の理解を深め、適切な支援を行うことができる。また、幼児期は、睡眠、食事、遊びといった活動を通じ、発育・発達段階に応じて食事のリズムの基礎をつくる重要な時期である。朝食をとらないで登所する子どもがいる場合もあり、生活リズム全体を見すえて、家庭との連携を図りながら支援していく必要がある。

　肥満や食物アレルギー、障害、疾病などのある子どもについては、専門的知識を有する栄養士が必要に応じ医療機関とも連携した支援を行う必要がある。

　保育所において保育士や栄養士が、子どもの食生活に関して気づいた点については、職員同士が連携し、課題解決に向けて保育所および家庭での実態把握、計画の作成、指導・支援の実施・記録・評価を行う。特に、計画の作成にあたっては、解決すべき課題のみではなく、子どもの健康状態、栄養状態、食事の摂取状況、咀嚼機能、心身の発達状況、家族構成など把握し、保育のなかでの取り組み、家庭・保護者への支援など具体的な計画を作成する。実施にあたっては、保護者への指導・支援の内容、子どもの状況、保護者の状況などを記録し、一定期間後に評価を行う。保護者に対し、指導・助言を行う場合には、保護者自身が食生活や健康に対して関心がないこともあることから、保護者の状況もふまえ、一方的な押しつけにならないように留意する必要がある。子どもに対して食生活の指導・助言を行う場合には、保育のなかで子どもたちが食べ物に興味をもつ取り組みなどを取り入れるなど、子ども自身が興味をもって意欲的にかかわることができるように環境を整えていく。

## 食を通した保護者への支援

　保育所の施設・設備は、子育て支援活動にふさわしい条件を多く備えており、保護者への支援を効果的に進めることができる。食を通した保護者への支援についても、保育士や栄養士、調理員といった専門性を有する職員が配置されているという特徴を活かした取り組みが行われることが求められる。

　保育所での子どもの食事の様子や、保育所が食育についてどのように取り組んでいるかを、入所する子どもの保護者に伝えることは、家庭において食育を取り組むきっかけにもつながってくる。さらに、おたよりや連絡帳のなかで食育の取り組みを伝える際にも、単なる知識の提供だけでなく、保育所で食べることができた料理（食品）や、食具の使い方の状況、食事中の会話、友だちや保育者とのかかわりなど、子どもの発達の様子を伝えることで、保護者の関心を引き出していくことも大切である。また、家庭における食育の取り組みをより効果的に推進するためには、母親

だけでなく父親の関心を高める工夫も重要である。さらに、お迎えのときなどに、保護者が気がかりなことについて気軽に相談ができる雰囲気づくりや職員と保護者との信頼関係を構築することが重要である。家庭から食生活に関する相談があった場合には、保育所での子どもの状況をふまえ、個別に助言や支援を行うことも必要である。また、懇談会などを通じて保護者同士の交流を図ることにより、家庭での食育の実践がより広がることも期待できる。

入所している子どもの保護者に対する支援の取り組み例
○毎日の送迎時における助言
○日々の連絡帳
○日々の給食の提示、献立の配布、レシピ（つくり方）の配布
○食育に関する取り組みの掲示（保育所での取り組みや家庭での取り組みの紹介など）
○家庭への通信、おたより
○保育参観（給食やおやつの場を含めて）
○離乳食や幼児食の試食会
○保護者の参加による調理実習
○行事への保護者参加

### 地域の子育て家庭への支援

　保育所は、保育の専門的な機能を地域の子育て支援において積極的に展開することが求められている。調理室などの施設の機能や、栄養士、調理員、保育士ら専門職の配置といった保育所の特徴をふまえて支援を行うことが重要である。保育所がどのように子育て支援拠点として機能を果たしていくかは、地域の実情や保育所の体制によって異なる。そのため、地域に住む子どもと保護者の食生活や生活の状況、関係機関・専門機関の状況を把握し、地域の状況に応じた食に関する子育て支援機能を発揮することが保育所に求められている。

　具体的な取り組みとしては、離乳食づくりや食育に関する講座の開催、各種行事・体験保育といった子育て支援の取り組みのなかでの食生活に関する相談・支援などがあげられる。特に、保育所で提供している食事や、同じ月齢や年齢くらいの子どもの食べる姿、食べることへの援助、食具の使い方などを実際に見せることで、保護者が子どもの発育・発達段階を見通して、子どもの実態を把握できる力をもつように支援していくことができる。また、健康状態や食物アレルギーなどで継続的な支援が必要な保護者については、保健所・保健センター・医療機関などを紹介することも必要である。その際には、保護者の了解を得るなど保護者の意向の尊重にも留意する。

# Step 2

> **演習 1** 食育の取り組みを行うために、連携が必要な地域の資源について考えてみよう

## 課題

① 食育の取り組みを行ううえで、どのような関係機関や関係団体、関係者等との連携が必要かをあげてみる。
② ①であげた関係機関、関係団体や関係者等と、具体的に連携する内容を考える。
③ 実際に地域の関係機関等がどこにあるか、関係者がどこにいるかを探す。

## 方法

### （1）準備するもの

・食育の計画、既存の保育所の食育の計画例など
・図表12-1のような用紙
・地域の地図など

### （2）進め方

① 食育の計画を参考に、連携が必要な資源をあげる。食育の具体的な取り組みを行う際に、どのように準備を進めていくかを考え、具体的な連携内容を考える。
② 一人ひとりが考えた連携先や関係者の情報をもち寄り、グループで議論し、整理する。
③ グループで整理したものを、地域の地図や情報検索などにより、自分たちの地域のどこに存在しているか、どのような関係者がいるかなど、具体的にあげてみる。地図上に描いてもよい（**図表12-2**）。

図表12-1 食育の取り組みを展開するための地域資源（様式例）

| 分野 | 関係機関・関係団体・関係者等 | 具体的な連携方法 | 備考（場所等） |
| --- | --- | --- | --- |
| 農業関係 | | | |
| 給食 | | | |
| 小学校 | | | |
| 商店街 | | | |
| 地域の食文化 | | | |
| 大学・短期大学、専門学校等 | | | |
| 保健・医療関係 | | | |
| … | | | |

図表12-2 地図の例

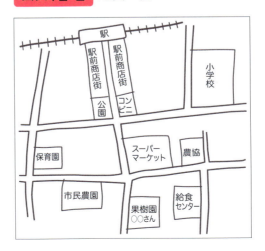

第12講 地域や家庭と連携した食育の展開

## 演習2　保護者への食育の情報提供の方法について考えてみよう

**課題**

① 子どもたちの食生活の課題を抽出し、家庭と連携して解決したい課題内容を考える。
② 抽出された課題からテーマを絞り、内容構成を考え、保護者への「食育だより」を作成する。
③ 「食育だより」以外の、保育者と保護者の課題の共有方法について話し合う。

**方法**

**（1）準備するもの**

・食育の計画、もしくは既存の保育所の食育の計画例など
・子どもの食生活に関する書籍、雑誌、新聞記事など

**（2）進め方**

① 食育の年間計画などや、子どもの発育・発達段階をふまえ、子どもたちの食生活の課題を抽出する。各種統計の活用や、保育所での調査の実施など、どのように課題を抽出したらよいかも含めて検討する。

② 抽出された課題から、保護者に対して具体的にどのようなテーマで、何を伝えることを目的とするかを考え、「食育だより」の内容構成を検討し、実際に「食育だより」を作成する。
　その際には、保育所の食育の取り組み全体のなかでの、「食育だより」の位置づけを考えることで、「食育だより」の役割が明確になってくる。

③ 作成した「食育だより」をグループやクラスで発表し合う。
　保育者からの一方的な情報提供となっていないかなど、保護者としての受け手の視点も含めて評価し、保護者の関心を高め、理解を深めるための工夫について議論する。

④ 「食育だより」以外の、保育者と保護者の課題の共有方法について、グループで話し合う。共有方法ごとに、特徴、長所、短所などをまとめてもよい。

Step2 プラクティス

### 図表12-3 食育だより（構成例）

**たまねぎ大好き！**

A保育所食育だより　○○年○月第　号

タイトル

ねらい：できるだけ多くの種類の食べ物や料理を味わう。
内　容：さまざまな食べ物を進んで食べる。慣れない食べ物や嫌いな食べ物にも挑戦する。

**たまねぎは好き？きらい？**

たまねぎが
- きらい 60%
- すき 40%

ちゅうりっぷ組（年中）24名
ひまわり組（年長）25名

きらいな理由
1位　からい
2位　くさい
　　　…

テーマにそった子どもの現状
例えば、「好き嫌い」をテーマにし、全国的なデータや保育所独自のデータなど、現状をグラフや言葉で伝える。

**たまねぎを食べよう**

たまねぎをさわってみました

「たまねぎってこんな形をしているんだね」

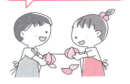

みんなで料理をしてみました

「おいしくなあれ♪」

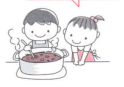

「おいしかったね！」

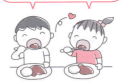

保育所での子どもの様子
テーマにそった子どもの様子を具体的なエピソードとともに記載する。そうすることにより、一般的な知識の伝達ではなく、わが子の様子を課題としてとらえることができる。
例えば、「好き嫌い」がテーマであれば、各クラスの食事のときの嫌いな物を克服している様子や、友だちががんばって食べるのを見て、「お友だちもがんばって食べた！」などといった具体的なエピソードや、保育士や調理員との会話などを記載する。

**保護者のみなさまへ**
たまねぎに親しむことでたまねぎを食べられるようになりました。

保護者へのメッセージなど
例えば、保育士がどんな工夫をして子どもの食事を支援しているか……家庭で取り組むときのアドバイスや工夫などを記載する。

第12講　地域や家庭と連携した食育の展開

# Step3

## 子どもや保護者への支援で役立つ行動変容の理論やモデル

　子どもや保護者の食生活に関する知識の習得や行動変容を促すための指導・助言を行う際には、子どもと保護者のみならず周囲の環境の要因など多くの関連する要因を考え、科学的根拠に基づく行動変容の理論やモデルなどを適用して行われていることが多い。

　保護者に対しては、行動変容段階モデルによって、その保護者の準備性に応じて指導・助言が行われることが多い。すなわち、一律に情報提供や助言をするのではなく、まったく関心がないのか、ある程度行動を変えようとしているのか、すでに取り組んでいるのかといった行動の段階に応じて、適切な指導・助言を行うというものである。

　行動変容の理論やモデルには、上記以外にも、社会的認知理論、刺激―反応学習説、計画的行動の理論、ヘルスビリーフモデルなどがある。

　これらの理論やモデルの活用は、指導・助言の計画をする際に、行動変容の過程のそれぞれ違った段階でどのような情報を提供する必要があるか、行動変容を促進するにあたりどのような手法の適用が最善であるか、どのように実施するかという点で理論的な根拠を与えるものである。

　ここでは、基本的でかつ一般的によく用いられる行動変容の理論を紹介する。

### 社会的認知理論（社会的学習理論）

　バンデューラ（Bandura, A.）によって提唱された理論である。基本概念は、私たちの行動は、個人の特性、環境が相互に影響し合って決定されるというものである。また、行動変容に欠かせないセルフ・エフィカシー（自己効力感）の概念も重要である。セルフ・エフィカシー（自己効力感）は、ある状況において、「その状況で自分はできる」と思っているかどうかといった見込みなどを指す。

　子どもを対象とする場合には、刺激―反応学習説の理論が用いられることが多い。例えば、「にんじんを残さず食べたらシールを貼る」といったセルフモニタリング、「保育者や保護者や友達がおいしそうに食べていると、子どもはその行動をまねする」といったモデリングなどは、社会的認知理論から出てきた技法である。

**行動変容段階モデル**

　プロチャスカ（Prochaska, J. O.）らが提唱した行動変容段階のモデルである。行動変容段階モデルは、トランスセオレティカルモデルを構成する概念の1つである。トランスセオレティカルモデルは、行動変容段階のほか、意思決定バランス、セルフ・エフィカシー（自己効力感）、行動変容過程（プロセス）によって構成されている。行動変容段階（ステージ）は、行動変容が段階的に進むという考え方で分けられている。さらに、各ステージにおいて有効なはたらきかけとして10の行動変容過程（プロセス）が提示されている。ここでは行動変容段階のみを以下に示す。

---
行動変容段階
○前熟考期（無関心期）：今後6か月以内に行動を変えようと考えていない。
○熟考期（関心期）：今後6か月以内に行動を変えようと考えているが、この1か月以内に行動を変えようと考えていない。
○準備期：今後1か月以内に行動を変えようとしている。
○実行期：行動を変えて6か月以内の段階。
○維持期：行動を変えて6か月以上の段階。

---

図表12-4　行動変容段階モデル

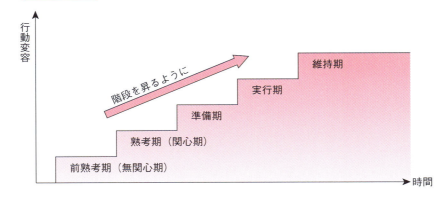

| 食育 | 事例 |
|---|---|

「保育所における食育に関する指針」の保育所での活かされ方③
~行事食~

　C幼稚園の年長組では、七夕、クリスマス、ひなまつりなど、季節を感じることができる年中行事の特別な日に特別な献立をつくり、その"いわれ"を子どもたちに話したりする。

　行事食では、第10講113ページ「保育所における食育に関する指針」の食育の5項目のなかの「③食と文化：食を通じて、人々が築き、継承してきた様々な文化を理解し、つくり出す力を養う」をねらいとしている。また、行事食をつくったり、みんなと一緒に食べたりすることで、食育の5項目の「①食と健康」「②食と人間関係」のねらいにもつながる。
　下記は行事食を幼稚園で実際に行った準備事項とタイムスケジュールの例である。図表11-2（124ページ）を参考に食育としての「ねらい」「内容」「配慮事項」を考えてみよう。

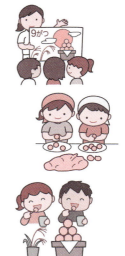

十五夜おだんごづくり
○○年9月15日（土）　※半日保育日
【用意するもの】　年長86名＋教職員（約20名）分
・白玉粉：200ｇ×18袋（予備3袋）…スーパー□□にて購入
・豆腐：10丁（予備1丁）…スーパー△△にて購入
・かぼちゃ：1個半…園の畑でとれたもの
・紙コップ　・フォーク　・ラップ（机に敷く）
　［時間］　　　　　　　　　　　［流れ］
　（9：45）　　十五夜と白玉だんごづくりの説明をする（紙芝居などを使う）。
　（10：00）　①白玉粉にお豆腐とかぼちゃを入れ、かぼちゃ生地をつくる。
　　　　　　　②グループに分ける（5チーム：1チーム5、6名）。
　　　　　　　③白玉だんごづくり
　　　　　　　　　グループごとに生地を配る。
　　　　　　　　　1人5玉つくる（生地があまったらすべて丸める）。
　　　　　　　④給食室に丸めた白玉だんごを持っていく。
　　　　　　　　　調理室で調理職員にゆでてもらい、シロップであえてもらう。
　（10：30）　終了（調理室の冷蔵庫で冷やしてもらう）
　（11：00）　みんなで「いただきま～す☆」

（梶　忍）

## 参考文献

- 保育所における食育研究会編『乳幼児の食育実践へのアプローチ──子どもがかがやく』児童育成協会児童給食事業部，2004.
- 田中敬子・前田佳予子編『テキスト食物と栄養科学シリーズ⑧　栄養教育論』朝倉書店，2010.
- 赤松利恵編『栄養教育スキルアップブック──行動変容を成功させるプロになる』化学同人，2009.
- K・クランツ・B・K・ライマー編，曽根智史・湯浅資之ほか訳『健康行動と健康教育──理論，研究，実践』医学書院，2006.
- 師岡章『保育者と保護者の"いい関係"──保護者支援と連携・協力のポイント』新読書社，2010.
- 柏女霊峰・橋本真紀編著『保育相談支援』ミネルヴァ書房，2011.

# 第13講

# 家庭や児童福祉施設における食事と栄養

家庭や児童福祉施設における食事と栄養に関して、家庭における食生活上の問題点、家庭における食事の役割、児童福祉施設の特徴、児童福祉施設における食事の提供について学ぶ。家庭や児童福祉施設における適切な食事内容や食事環境が、子どもの健やかな発育・発達の基礎をつくるため、家庭での食生活が健全に営まれるように支援し、施設にあっては個々の子どもにあった食事が提供できるように運営する重要性を学ぶ。

# Step 1

## 1. 家庭における食生活上の問題点

　子どもたちの健やかな発育・発達のためには、バランスのとれた食事、適度な運動、十分な休養・睡眠が必要である。子どもにとっての食事は、「離乳食を開始した」「はじめて◯◯を食べた」等、食事そのものがライフイベントの1つといっても過言ではない。家庭における食事は、子どもの家庭における生活時間を考慮すると望ましい状況にすべきことは明らかであるが、いつでもどこでも好きなものを食べられる環境や保護者の就労状況等の要因の影響を受けて、対応すべき問題点は多い。

### 生活リズムの乱れ

　子どもにとって望ましい食生活は、その内容もさることながら、規則正しく食事を摂(と)り、生活リズムを確立することからはじまる。人間の体は25時間の体内時計によってリズムがあるが、1日24時間の地球の時間に合わせるために朝日を浴(あ)び、食事の摂取、運動、活動をするといったことを通して調整している。子どもの時期に、25時間の体内時計をリセットする習慣をつけるために、早寝、早起き、規則正しい食事といった環境を整える重要性を保護者が理解しなければならない。

　生活リズムを乱すもとになるのは、家族の生活時間の夜型化や朝食欠食、不適切な間食の与え方等（**第1講**、**第8講**、**第9講参照**）と考えられる。

### 外食・中食の利用の増加

　食の外部化が進み、加えて保護者の食事に対する価値観の多様化もあり、外食や中食(そうざい)（惣菜、弁当等）で安易に食事をすませる傾向がある。外食・中食は、メニュー、内容があらかじめ決められて提供、販売されているので、子どもにふさわしい分量や味つけになっていないものが多い。家庭での食事が基本であることを念頭に、外食と中食の利点を活かして賢(かしこ)く選択して利用したい。外食は特別な日やたまに利用することで気分が変わり楽しく食べることができる。中食も品数を増やしたり、不足しがちな栄養素を補(おぎな)うために利用するとよい。

## 2. 家庭における食事の役割

　家庭における毎日の食事は、家族にとって適量で安全でバランスがとれていることが重要である（**第5講参照**）。家庭での食事は、食事時間や食事内容、分量、味つけを体験する場であり、毎日の生活のなかで家族に合わせて準備されるところに

## Step1 レクチャー

特徴がある。

また、家庭の食事は、その家庭の味を「おふくろの味」というように、それぞれの家庭の好みの味を共有することが家族の絆(きずな)などを感じる大切な場となる。だれかと一緒に食事をすることを「共食(きょうしょく)」といい、家族がそろって食卓をかこむと、保護者は子どもの体調やこころの変化を見守ることができ、子どもは食事のマナーや大人とのコミュニケーションを学びながら、食を楽しむこころが育つ。すなわち、家庭の食事は、子どもの精神的な面での発達を支える側面をもつ。

### 3. 児童福祉施設の特徴

児童福祉施設は、福祉が必要な児童等の支援をする施設である。児童福祉施設は児童福祉法に規定されており、施設の形態には、入所型、通所型がある。主な施設を**図表13-1**に示す。給食は入所施設は1日3食、通所施設は1日1食と間食を提供し、食事は保健食(普通食)と治療食の区別がある。児童福祉施設の種類、役割は多岐(たき)にわたり、特性に応じた食事が提供されている。

### 4. 児童福祉施設における食事の提供

児童福祉施設における給食については、2010(平成22)年に厚生労働省から「児童福祉施設における食事の提供ガイド」が発表されている。食事の提供および栄養管理の留意点として、子どもを中心にとらえ、「食事の提供と食育の一体化」「一人一人の子どもの発育・発達に対応」「多職種間の連携」「家庭や地域との連携」があげられている。現代の食をとりまく状況をふまえつつ、子どもの健やかな発育・発達のために、「心と体の健康の確保」「安全・安心な食事の確保」「豊かな食体験の確保」「食生活の自立支援」を目指して子どもの食事・食生活を支援していく視点が重要である(**第1講参照**)。

**図表13-1** 主な児童福祉施設の種類

| 施設の形態 | 施設の種類 |
| --- | --- |
| 入所型 | 乳児院、母子生活支援施設、児童養護施設、障害児入所施設、児童自立支援施設 |
| 通所型 | 保育所、幼保連携型認定こども園、児童発達支援センター、児童家庭支援センター |

また、児童福祉施設のなかでも、保育所の食事提供については、2012（平成24）年に厚生労働省から「保育所における食事の提供ガイドライン」が示されている。

### 児童福祉施設の給食計画の方針

食事の提供について具体的な計画を立てるにあたっては、入所型、通所型いずれの場合でも、子どもの発育・発達状態、栄養状態の評価を把握し（アセスメント）、献立作成、給食の提供に活かすことが前提である。提供後は摂食量、残食量の確認や嗜好の調査等で評価を行い、次の計画に反映させる。個人差が大きい子どもたちのそれぞれの発育・発達に対応して、PDCA（Plan（計画）－ Do（実施）－ Check（評価）－ Action（改善））サイクルに基づき実施していく。食事の提供の手順について図表13-2に示した。

**図表13-2** 食事提供の手順の概念図（PDCAサイクル）

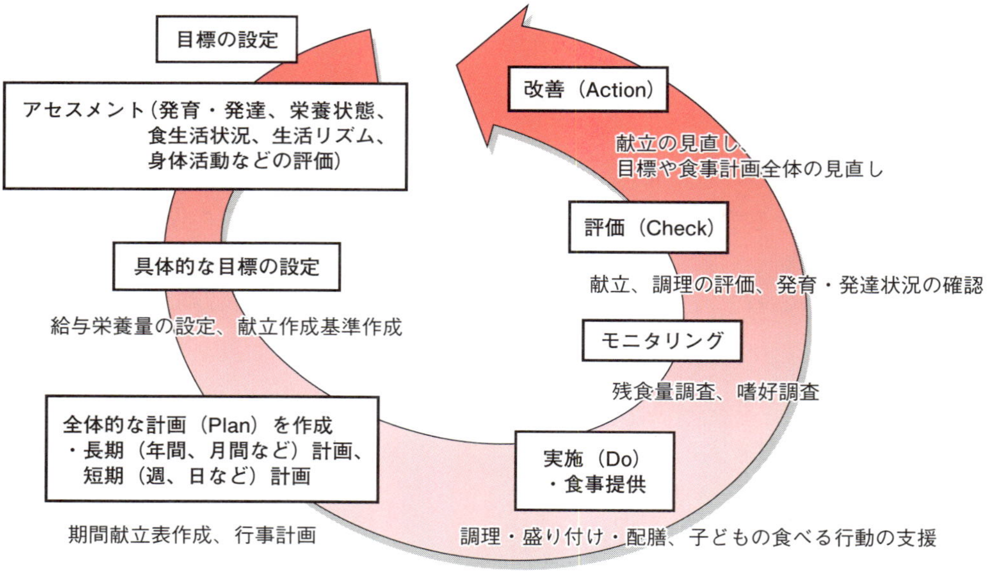

- 目標の設定
- アセスメント（発育・発達、栄養状態、食生活状況、生活リズム、身体活動などの評価）
- 具体的な目標の設定
  - 給与栄養量の設定、献立作成基準作成
- 全体的な計画（Plan）を作成
  ・長期（年間、月間など）計画、短期（週、日など）計画
  - 期間献立表作成、行事計画
- 実施（Do）
  ・食事提供
  - 調理・盛り付け・配膳、子どもの食べる行動の支援
- モニタリング
  - 残食量調査、嗜好調査
- 評価（Check）
  - 献立、調理の評価、発育・発達状況の確認
- 改善（Action）
  - 献立の見直し、目標や食事計画全体の見直し

## 児童福祉施設の給食献立作成上の留意点

給食の献立作成においては、①旬の食材、地域の食材（季節感、地産地消）の利用、②子どもの発達状況に応じた調理方法の選択、③子どもの嗜好に添う内容等を念頭に、栄養のバランス、薄味を基本に作成する。図表13-3に保育所における具体的な献立例を示した。

## 児童福祉施設における食事の提供と食育の一体化

子どもにとって、食事は栄養補給だけでなく、「食を営む力」の基礎を培うものであり、「楽しく食べる子ども」を育てることが重要であることは前述のとおりである（第1講、第10講参照）。望ましい食習慣の基礎をつくったり、さまざまな経験をとおして「食べる力」を身につけたり、仲間と一緒に食べることで社会性が養われたり、家庭での食生活の支援につながったりと、児童福祉施設の食事の提供が果たす役割は大きい。全職員が食事の提供について理解をしたうえで連携をとることが大切である。

### 図表13-3　保育所給食献立例

| 月日 | 曜日 | 10時おやつ | 昼食 | 3時おやつ |
|---|---|---|---|---|
| 10月5日 | 月 | 牛乳 | 五目炊き込みごはん、ちくわの磯辺揚げ、青菜のおひたし、豆腐とわかめのみそ汁 | 麦茶<br>お好み焼き |
| 10月6日 | 火 | ヨーグルト | ごはん、チキンソテーにんじんソース、ブロッコリーときのこのサラダ、オニオンスープ | 牛乳<br>焼きいも |
| 10月7日 | 水 | 牛乳 | ごはん、厚揚げの甘酢あんかけ、チンゲンサイと卵のスープ | 乳飲料<br>焼うどん |
| 10月8日 | 木 | フルーツヨーグルト | スパゲティナポリタン、白身魚のカレー揚げ、かぼちゃサラダ、青菜ともやしのスープ | 牛乳<br>そぼろおにぎり |
| 10月9日 | 金 | 牛乳 | ごはん、さんまの香味焼き、キャベツときゅうりの和え物、けんちん汁 | 牛乳<br>ジャムロールサンド |
| 10月10日 | 土 | ヨーグルト | ごはん、ポークカレー、大根サラダ | 牛乳<br>カップケーキ |

・季節の旬の食材を利用する（きのこ、さつまいも、さんま等）。
・主菜の材料（肉、魚、大豆製品等）は同じものが続かないようにする。
・料理様式（和風、洋風、中華風等）、調理法（煮る、揚げる、炒める等）で変化をつける。

# Step 2

**演習 1** 3〜5歳の幼児の家庭における朝食の献立を考えてみよう

## 課題

① 3〜5歳の幼児の朝食の分量を確認する。
② 3〜5歳の幼児の簡単でバランスのとれた朝食の献立を考える。
③ 作成した献立を**図表13-5**にイラスト（カラー）で描く。

## 進め方

### （1）準備するもの

東京都が作成した「幼児向け食事バランスガイド」（**図表13-4**）、市販のレシピ集、色鉛筆・サインペンなど

**図表13-4** 〜子どもと一緒に食を育もう〜東京都幼児向け食事バランスガイド

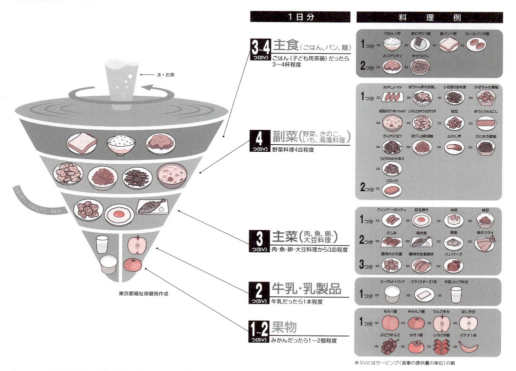

出典：東京都「東京都幼児向け食事バランスガイド」2006.

Step1　**Step2 プラクティス**　Step3

## （2）方法

① 資料の「幼児向け食事バランスガイド」から、朝食分の主食、副菜、主菜のSV（つ）数を確認する。

② 幼児の適量に合わせて、主食、副菜、主菜を考える。献立内容に合わせ、牛乳・乳製品、果物を利用してもよい。

③ 考えた献立をイラストにカラーで描き、彩(いろど)りがよいか確認する。

**図表13-5**　幼児の朝食献立を考えてみよう

まずは、子どもの朝食の目標量を食事バランスガイドを用いて確認しよう

朝食の目標量は？

| 主　食 | 副　菜 | 主　菜 | 牛乳・乳製品 | 果　物 |
|---|---|---|---|---|
| つ（SV） | つ（SV） | つ（SV） | つ（SV） | つ（SV） |

朝食の献立は？

主食：
副菜：
主菜：
その他（牛乳・乳製品、果物）：

イラスト

献立を考えるにあたって工夫した点を記入しよう
・
・
・

第13講　家庭や児童福祉施設における食事と栄養

> **演習 2** 保育所で利用する、子どもたちに行事食を伝えるポスターをつくってみよう

**課題**

① 第5講図表5-12（58ページ）のなかから行事食を1つ選び、その意味を調べる。
② 行事食を伝えるポスターをつくる。

**進め方**

**（1）準備するもの**
　画用紙、色紙、サインペン、マジック等

**（2）方法**

① ポスターの内容について、企画する（**図表13-6**）。
② 企画に基づいて、子どもにわかりやすく説明するポスターをつくる。
③ イラスト、折り紙等を用いたり、子どもの興味をひく表現の工夫をする（イラストや字の大きさ、レイアウトに注意する）。

Step1　**Step2 プラクティス**　Step3

図表13-6 「行事食ポスター」作成企画書

---

「行事食ポスター」作成企画書

　　　　　　　　　　　　　　　　　　　　　　年　　　月　　　日
　　　　　　　　　　　　　　　　企画者　氏名　　　　　　　　　

●行事食：　　　　　　　　　　　　　

●行事食の意味

　　　　　　　　　　　　　　　　　　　　　　　　　　　　　　　
　　　　　　　　　　　　　　　　　　　　　　　　　　　　　　　

●必要な材料

　　　　　　　　　　　　　　　　　　　　　　　　　　　　　　　
　　　　　　　　　　　　　　　　　　　　　　　　　　　　　　　

●イメージ図

第13講　家庭や児童福祉施設における食事と栄養

# Step 3

## 1. 施設における衛生管理

　児童福祉施設における食事の提供では、対象者は免疫力も十分でなく、食中毒の重症化や感染拡大の予防の観点から、衛生管理が重要である。安全・安心な食事の提供は基本となる。

　厚生労働省により、「大量調理施設衛生管理マニュアル」が作成されている。このマニュアルは、同一メニューを1回300食以上または1日750食以上を提供する調理施設に適用されるものであるが、それより小規模の給食施設においてもこのマニュアルに基づいての衛生管理体制を確立することが求められている。食中毒等の予防の3原則は、食中毒菌を「付けない、増やさない、やっつける」である。重要管理項目を以下に示す。

**（1）調理段階**

① 材料の受け入れおよび下処理における管理を徹底すること（検収、点検、記録）。

② 加熱調理食品については、中心部まで十分加熱し、食中毒菌等を死滅させること（中心部75℃で1分間以上、ノロウイルス汚染のおそれがある食品の場合は85〜90℃で90秒間以上）。

③ 加熱調理後の食品および非加熱調理食品の二次汚染防止を徹底すること（手洗いの徹底、器具・材料の管理徹底）。

④ 食中毒菌が付着した場合に菌の増殖を抑制するため、原材料および調理後の食品の温度管理を徹底すること（10℃以下または65℃以上で管理、調理後の食品の調理終了後2時間以内の喫食）。

**（2）検食、保存食**

　検食とは、給食施設において、施設管理者、給食責任者があらかじめ試食して、異常がないか確認することをいう。

　保存食は、食中毒等が発生した場合のために、給食に使用した原材料および調理済食品を食品ごとに50g程度ずつ清潔な容器に入れ、密封し、−20℃以下で2週間以上保存しておくことをいう。

**（3）調理従事者の衛生管理**

　給食の調理従事者は、衛生的な生活環境を確保し、体調に留意して健康な状態を保つように努めなければならない。調理従事者は定期的な健康診断および月に1回以上の検便を受けることになっている。検便は腸管出血性大腸菌の検査を含め、10月から3月の間には月1回以上または必要に応じてノロウイルスの検査を含め

る。作業の前に体調やけが、服装等の点検、確認を実施する。

## 2. 食中毒等発生時の対応

　児童福祉施設において、食中毒等が発生してしまった場合には、すみやかに適切な対応をとることが必要である。危機管理のマニュアルを作成して、全職員がそれぞれの役割を確認しておかなければならない。食中毒等発生時の対応の流れを以下に示す。

### （1） 発生状況の把握
　「いつ」「どこで」「だれが」「どれくらい」を確認し、記録する。

### （2） 感染拡大防止
　患者への治療、管理を適切に行い、重症化を防ぐ（医療機関受診）。患者は隔離する。手洗い、排泄物・嘔吐物の処理を適切に行う。関係職員へ周知し、施設や身の回りの物の消毒等対応を徹底する。

### （3） 関係機関等への連絡
① 施設管理者は発生状況を関係職員に周知し、対応の徹底を図る。
② 施設管理医へ発生状況を正確に報告し、重篤化を防ぐための指示を受ける。
③ 保健所等へ連絡・報告をし、対応について指示を受ける。
④ 施設利用者の家族へ、発生状況を説明し、健康調査や二次感染予防について協力を依頼する。

## 3. 調理実習（体験）等における衛生管理の留意点

　クッキング保育など厨房以外での調理の際には、衛生面および安全面への十分な配慮が必要である。一般的な留意事項を以下に示す。

・目的をふまえ、対象となる子どもの年齢・能力にみあったものとする。
・食物アレルギーのある子どもに配慮する。
・体調不良、下痢、手指に傷があるなどの子どもの作業は控える。
・実習する部屋、器具類の消毒を行う。
・エプロン・三角巾等の着用の確認、手洗い、消毒を徹底する。
・調理中の衛生管理にも留意する。
・原材料および調理済み品の保存食を確保する。
・調理済み食品は速やかに（2時間以内）喫食する。残食は処分する。

**参考文献**

- 厚生労働省「児童福祉施設における食事の提供ガイド」2010.
- 厚生労働省「保育所における食事の提供ガイドライン」2012.
- 東京都福祉保健局栄養・食生活に関するホームページ「東京都幼児向け食事バランスガイド」2006.
- 厚生労働省・農林水産省「食事バランスガイド――フードガイド（仮称）検討会報告書」2005.
- 厚生労働省「大量調理施設衛生管理マニュアル」2017.
- 厚生労働省「社会福祉施設等における感染症等発生時に係る報告について」2005.

---

## COLUMN　家庭でできる食中毒予防の6つのポイント

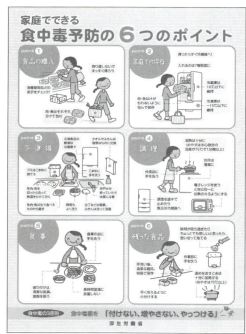

（厚生労働省　http://www.mhlw.go.jp/topics/syokuchu/dl/point.pdf）

　保護者への情報提供や教育用にわかりやすいリーフレットが厚生労働省により作成されている。

　食中毒予防の3原則である、食中毒菌を「付けない、増やさない、やっつける」ために、食品の購入時、保存時、調理前の下準備、調理中、食事中、食事後のそれぞれにそのポイントを意識することが重要である。

（藤澤由美子）

# 第14講

## 特別な配慮を要する子どもの食と栄養①

疾患には感染症をはじめとする急性疾患と、日常的な管理を必要とする慢性疾患がある。子どもは予備能力が低く、体調不良などにより食事摂取量が減少すると脱水症や低血糖を起こしやすいという特徴がある。また小児では先天性の疾患や遺伝要因の強い疾患により、長期的な食事療法が必要になる場合がある。本講では個々の症状や疾患について、子どもの食に関する特別な配慮について学ぶ。

# Step 1

## 1. 子どもの疾病および体調不良の特徴

　子どもは成人に比べて免疫機能の発達が未熟であり、感染症にかかりやすく、重症化しやすい。特に集団生活においては個々の接触が濃厚で感染症が拡散しやすい。また病状の進行が速く、急激に悪化することも多い。さらに子どもは体重あたりの水分量が多く、必要水分量も多いため、経口摂取量が不足すると、容易に脱水になる。

　子どもにとって一番の問題は、自らの体調不良や症状を他者に正確に伝えられない点である。なんとなく機嫌が悪くて元気がなく、食欲もないと思っていたら急に発熱した、という例はよく経験する。周囲が注意深く観察し、異常の早期発見を心がけることが重要である。

　子どもは環境の変化に弱い。旅行や遠距離の外出、いつもと異なる環境での食事、睡眠不足などにより、明らかな疾病というほどではないが、体調不良の状態におちいりやすい。これは実際の環境だけでなく、心理的な状況についてもあてはまる。強いストレスや不安、心配などをかかえる子どもは、身体症状を呈することがあり、食欲不振、腹痛などとして現れることも多い。これらの場合、多くは保護者に問題があり、子ども自身ではコントロールできないため、改善も困難である。

## 2. 疾病および体調不良の子どもへの対応

　前述の特徴をふまえて、食事に対する配慮が特に重要となる具体的な状況について注意すべき点を以下にあげる。いずれの場合も安静にして、こまめに観察することが重要である。さらに症状が重症もしくは進行が急な場合には、すみやかに適切な医療機関の受診を勧めるべきである。

　また、疾病の回復期で明らかな異常はないものの、まだ完全にいつも通りではない状態や、疲労が残っているような体調不良の状態では、食事も含めて全般に無理をさせないことが第一である。

### 発熱

　子どもの発熱の原因の多くは感染症である。発汗や不感蒸泄（31ページ図表3-8参照）による水分喪失や、経口摂取不良から脱水になりやすいので、こまめな水分補給を心がける。

　食事については消化器症状が強い場合（下痢・嘔吐の項次ページ参照）以外は、

### 図表14-1　脱水症の重症度と臨床症状

| 臨床症状 | 重症度 | | |
|---|---|---|---|
| | 軽症 | 中等症 | 重症 |
| 体重減少度 | ～4％ | ～9％ | 9％以上 |
| 全身状態 | ややぐったり | ぐったり～あまり動かない | 動かない |
| 意識状態 | ほぼ正常 | 低張性脱水：ぼんやり<br>高張性脱水：易刺激性 | 低張性脱水：～昏睡<br>高張性脱水：刺激性亢進、けいれん |
| CRT（Capillary refilling time：毛細血管再充満時間） | ～1.0秒 | 1.5～2.5秒 | 2.5秒以上 |
| 尿量 | 排尿あり | 8～12時間なし | 12～24時間なし |
| 筋緊張度（turgor：ツルゴール）低下（乳幼児） | なし | あり | 高度 |
| 口腔粘膜面の乾燥 | 軽度 | 中等度 | 完全に乾燥 |
| 心拍数 | 軽度増加 | 増加 | 著しく増加 |
| 血圧 | 正常 | 正常 | 低下 |
| 大泉門（乳児） | 正常 | 軽度の陥凹 | 高度の陥凹 |

出典：関根孝司「特集：小児の輸液・栄養管理の基礎と実践 脱水症のみかたと輸液の基本」『小児科診療』第78巻第6号，p.724，2015．

特に制限する必要はない。

## 脱水症

　経口水分摂取量が不足すると、調節能力が低い子どもでは脱水をきたしやすい。尿量の減少、皮膚の張り（ツルゴール：turgor）の低下、唇の乾燥、脈がふれにくい、手足の先端が冷たい、末梢循環の悪化（毛細血管再充満時間（Capillary refiling time：爪を圧迫して離したときに爪の下の色が戻るまでの時間）の延長）、うとうとしてぐったりしている、などの症状がみられる。脱水症の症状と臨床症状の目安を図表14-1に示す。

　軽症から中等症の脱水が疑われる場合で、経口補液が適切に行われることが確認できる場合には、早めに少量ずつでも経口補液を行うことが勧められる。経口補液製剤（ORS：oral rehydration solution）は原則として軽度脱水では50mL/kg（体重1kgあたりの補液量）、中等度脱水では100mL/kgを3～6時間で投与する。初期には1回量30～50mLの少量を頻回に与える。

## 下痢・嘔吐

　子どもが下痢・嘔吐をきたす疾患の代表は、急性胃腸炎（お腹の風邪）である。

### 図表14-2　経口補液製剤（ORS）の組成

| 種類 | 品名 | ナトリウム Na (mEq/L) | カリウム K (mEq/L) | 塩素 Cl (mEq/L) | 炭水化物 (g/L) | 浸透圧 (mOsm/L) |
|---|---|---|---|---|---|---|
| ORS | WHO-ORS（2002） | 75 | 20 | 65 | 13.5 | 245 |
| | EPSGHAN（1992） | 60 | 20 | 60 | 16 | 240 |
| | ソリターT2顆粒 | 60 | 20 | 50 | 32 | 249 |
| | ソリターT3顆粒 | 35 | 20 | 30 | 34 | 200 |
| | OS-1 | 50 | 20 | 50 | 25 | 270 |
| | アクアライトORS | 35 | 20 | 30 | 40 | 200 |
| イオン飲料 | アクアライト | 30 | 20 | 25 | 50 | 260 |
| | ポカリスエット | 21 | 5 | 16.5 | 62 | 326 |

　急性胃腸炎の管理について、WHO（世界保健機関）や欧州小児消化器肝臓栄養学会／欧州小児感染症学会（EPSGHAN）によるガイドラインでは、低浸透圧の経口補液製剤（ORS）による経口補液療法が推奨されている。ガイドラインで推奨されているORSと現在日本で用いられているORSの組成の例を**図表14-2**にあげる。急性胃腸炎では、下痢・嘔吐により水分だけでなく電解質も喪失しているため、治療には塩分を含み、低浸透圧で吸収されやすいものが適している。一般のイオン飲料は浸透圧が高く、糖分が多すぎるので推奨されない。

　乳児では急性胃腸炎でも母乳を止める必要はない。また、調製乳を使用している場合も、うすめる必要はない。また経口補液療法後、嘔吐が再び起こらなければ、消化のよい食品を早期に開始したほうがよいとされている。

　感染性の胃腸炎では、患者の嘔吐物や排泄物中の細菌やウイルスを介して感染する。看護にあたる場合には、手袋・マスク・ガウンの着用、手指洗浄・消毒など感染防御にも十分に注意する必要がある。

　感染性胃腸炎のような明らかな疾患がなくても、消化管が過敏な子どもは下痢や嘔吐を起こしやすい。過食、はじめての食物、香辛料などの刺激物を多く含むもの、冷たい食品の大量摂取、過度の水分摂取などが誘因となる。離乳食をすすめている乳児の場合には、離乳食の形態を戻したり、回数や量を減らしたりしてみる。対応としては原因の回避とともに、脱水予防のためにORSによる経口補液療法を行い、消化のよい食品を摂らせるようにする。

## 周期性嘔吐症候群

　急激な嘔吐発作が数時間から数日続き、これを周期的に反復するが、間欠期（症状が治まっている期間）には嘔吐がないという疾患で、アセトン血性嘔吐症、周期性 ACTH-ADH 放出症候群とも呼ばれている。国際的には片頭痛の一種と分類されている。嘔吐発作時は頻回に激しい嘔吐が続くため、絶食にして発作が消失するまで輸液治療を行う。症状消失後の改善は急速で、数時間後には経口摂取が可能となる。はじめは少量のORSを摂取させ、嘔吐が再び起こらなければ、発作誘発物質を含まない食品を摂取させる。

　嘔吐発作の誘因としては、長時間の空腹や感染、精神的ストレスや緊張、特定の食品（チーズ、チョコレート、グルタミン酸など）などが報告されている。

## 便秘

　食事内容、食事量、水分摂取不足、食習慣・朝食欠食などが影響しやすい。幼児では不適切なトイレット・トレーニングにより、排便の失敗をしかられた経験のため、排便を我慢して便秘になることもある。便秘が食欲不振や嘔吐などを引き起こすこともある。

　便秘気味の子どもには、食事療法はもとより、適切な運動やタイミングのよいトイレット・トレーニングなども有効である。

## せき・喘鳴・鼻水

　風邪症候群や気管支炎、気管支喘息などでせきがひどいときには、せきのために食物を摂取しにくくなったり、せき込み嘔吐がみられたりする。脱水傾向になると喀痰の粘稠度が増すため、水分補給を少量ずつ頻回に行う。食事ものどを刺激するものは避けて、のどごしがよいものを少量ずつ摂取させる。

　鼻水・鼻閉（鼻づまり）がひどいと、体調不良のためだけではなく、味覚異常も併発するため、食事摂取に影響する。母乳や人工乳を摂取している乳児では、鼻呼吸ができないと続けて吸啜することができないため、哺乳量低下につながる。乳児が苦しくなる前に、適当な間隔で息継ぎをさせるようにする。

## 口内炎・扁桃炎・咽頭炎

　口腔内が傷ついて起こる口内炎や、ウイルスによるヘルペス性口内炎、手足口病の口腔内水疱、ヘルパンギーナの口内炎などのほか、ウイルス感染による扁桃炎・

咽頭炎がある場合にも痛みのために食事摂取をいやがることがある。年少児では、痛みを訴えることもできないので、注意深く観察しなければならない。味が濃いもの、すっぱいもの、からいもの、熱すぎるもの、かたいものは刺激になるので避け、舌ざわりがよく飲み込みやすい食事形態にする。

## 肥満

肥満には、エネルギー過剰摂取が主たる原因の単純性肥満と、染色体異常や内分泌疾患などが原因の症候性肥満がある。特に単純性の小児肥満の治療では、食事療法、食習慣の改善、運動療法が重要である。

食事療法ではエネルギー制限が必要で、脂質や糖質の過剰摂取を中心に制限する。ただし、子どもの成長・発達に必要な、たんぱく質、ビタミン、ミネラルなどの栄養素が不足しないように注意する。子どもの身長は伸びるので、体重は無理に減らさずに維持させておき、自然に肥満が解消されるのを待つ。

子どもの肥満では食習慣の関与が大きい。朝食欠食、不規則な食事時間、間食、早食い、孤食、睡眠不足、夜ふかし、偏食、ストレス解消のためのやけ食い、外食などの習慣があると肥満のリスクが高くなる。これらはどれも家庭での食習慣を反映している。保育所での食事は、子どもにとって1日の食事の一部にすぎないかもしれないが、その機会を通じて適切な食習慣の形成に寄与することができるはずである。また、保護者にもはたらきかけて家族全体の食習慣を変えていくことができればなおよい。現在は肥満でない子どもに対しても、将来、成人になったときにメタボリックシンドロームになるのを予防するために、子どもの時期に適切な食習慣を形成することは重要である。

肥満のある子どもでは、運動量が少ないことが多い。軽度の肥満では、外遊びの機会を増やすなど、運動習慣を変えることで肥満が改善されることもある。

症候性肥満では原疾患により対応が異なる。それぞれの疾患の特性を十分に理解して包括的な対策を実践することが必要である。

## 食行動異常

平成27年度「乳幼児栄養調査」（厚生労働省）によると、2〜6歳児の保護者に子どもの食事で困っていることを複数回答で質問したところ、「食べるのに時間がかかる」「偏食する」「むら食い」「遊び食べをする」など、食行動に関する悩みが多かった（94ページ図表8-6参照）。保育所の保育士や栄養士を対象とした調査でも、子どもの偏食や小食が問題として指摘されている。食行動に問題がある子ども

## Step1 レクチャー

は、発達障害による過度のこだわりやストレスによる過緊張などの問題をかかえていることもあるが、素因があるところに保護者による不適切なかかわりの結果、事態が悪化していることも多い。

偏食、むら食いはいわゆる「好き嫌い」で、食べる食材、食品が限られていて、ほかの食材や新たな食品摂取に抵抗がある状態である。「食わず嫌い」程度で、はじめての食物についての不安や心配が原因で食べられない場合は、家庭の食卓で日常的に目にしていたり、保育所でほかの子どもたちがおいしそうに食べたりしている雰囲気のなかでは、つられて食べていることもある。

「偏食を治そう」と大人が思うあまり、食事が緊張に満ちた強要や叱責の場になってしまうと、食物に対してネガティブなイメージが条件づけされ、ますます食べられなくなり悪循環に陥る。まずは、食事の時間そのものが、リラックスした楽しい時間になるように心がける。そして、新しい食品に対する好奇心や、安心して取り組める余裕が生まれる環境を整えることが大切である。これは家庭と保育所が協力して実践しなければならない。

小食、遊び食べ、ちらかし食いなどは、「提供された食事の全部を食べないで残す」状況である。はじめに本当に食物摂取量が不足しているのかどうか、成長曲線などにより発育の評価をする必要がある。保護者が小食だと思っていても規則正しい食生活で多くの食材を偏りなく摂取し、発育に問題がなければ心配する必要はない。むしろ多くの場合には食事の提供方法に問題があることが多い。小食だからと気にして、本人が好む間食を頻繁に与えたり、糖分が多い清涼飲料水やジュースを水分補給として与えたり、食事時間に食べなくても空腹になればその都度食事をさせたりといったことが繰り返されると、食行動が乱れやすくなる。

食行動異常の成因をつきつめると、生活リズムの乱れ、不適切な食事環境、朝食欠食などが深く関係していることがわかる。早寝早起き朝ごはん、からはじまる規則正しい生活が健全な食習慣の形成には重要である。

第14講 特別な配慮を要する子どもの食と栄養①

# Step 2

## 演習　脱水症への経口補液療法を実践してみよう

**課題**

感染症患者へのケアの基本となる手洗いについて実習をする。
脱水症や下痢・嘔吐の治療の基本となる経口補液（ORS）療法を実践する。

**進め方**

（1）準備するもの
- 『保育所における感染症対策ガイドライン』「正しい手洗いの方法」（172ページのコラム参照）
- 自作の経口補液（水1 L、塩3 g、砂糖40 g）、市販のORS
- スポイトやシリンジなど液体が測定できるもの、または、目盛つきの計量カップ
- 図表14-4のような経過記録表

（2）方法
① 上記ガイドラインを参考に手洗いをする。
② 経口補液を自分たちで作成する。
③ 自作した経口補液と市販のORSを飲み比べて違いをあげる。
④ 図表14-3の軽症脱水症に対する「経口補液（ORS）投与量の目安」を参考にして、脱水症のある子どもに対して想定した体重で経口補液療法の計画を立てて経過記録表（図表14-4）に記入する。
⑤ 実際の予定にそってORSを計量し、ほかの人に飲ませてみる。

**図表14-3　経口補液（ORS）投与量の目安**

| 体　重 | 5分ごと | 1時間 | 2時間 | 4時間 |
|---|---|---|---|---|
| 7 kg | 5〜7 mL | 約85mL | 約170mL | 約350mL |
| 10kg | 10mL | 120mL | 約250mL | 約500mL |
| 15kg | 15mL | 180mL | 約375mL | 約750mL |
| 20kg | 20mL | 240mL | 約500mL | 約1000mL |

出典：南武嗣「小児科クリニックにおける経口補水療法」『外来小児科』第11巻第3号，p.329，2008.

Step1  Step2 プラクティス  Step3

**図表14-4** 経過記録表（例）

| 名　前 | ちゅうおう　のりこ | | 年齢 | 2歳 | 体重 | 10kg |

| 時　刻 | 症　状 | 予定ORS量<br>（mL） | 予定合計<br>投与量<br>（mL） | ORS投与量<br>（mL） | ORS合計<br>投与量<br>（mL） |
|---|---|---|---|---|---|
| 11:30 | 嘔吐1回 | | | | |
| 11:45 | 体温38℃ | | | | |
| 12:00 | ORS開始 | 10 | 10 | 10 | 10 |
| 12:05 | | 10 | 20 | 10 | 20 |
| 12:10 | 下痢 | 10 | 30 | 10 | 30 |
| 12:15 | | 10 | 40 | 10 | 40 |
| 12:20 | 入眠 | 10 | 50 | 10 | 50 |
| 12:25 | | 10 | 60 | | |
| 12:30 | | 10 | 70 | | |
| 12:40 | 覚醒 | 20 | 90 | 40 | 90 |
| 12:50 | | 20 | 110 | 20 | 110 |

**解説**

　脱水症をきたす下痢・嘔吐、発熱がみられる子どもは、感染症に罹患していることがほとんどである。感染症の子どもをケアするときには、自分が感染したり、ほかの子どもへの感染源になったりしないよう、接触前後の手洗いなどに注意する必要がある。

　経口補液療法は、単純な治療法であるが、脱水症にはきわめて有効である。実際に体験することにより、治療の注意点など実感してみよう。

# Step3

## 特別な食事療法が必要な慢性疾患

慢性疾患には、日常的な食事療法が治療上必要な場合がある。代表的な疾患における具体的な食事療法について述べる。いずれの疾患においても子どもの状況について保護者と常に情報を共有して適切な対応を行い、疾患をコントロールすることにより、子どものQOL（生活の質）の向上や健常児と同等な成長・発達が期待できる。

### 糖尿病

子どもの糖尿病で問題となるのは、インスリンの絶対的または相対的不足により発症する1型糖尿病である。インスリンは膵臓から分泌されるホルモンで、血糖を下げるはたらきをしている。肥満と関連して発症する2型糖尿病とは異なり、1型糖尿病では年齢・性別・運動強度により「日本人の食事摂取基準」で算定されたエネルギー量の摂取を基本とする。成長・発達に必要なエネルギーを摂取し、摂取量と自己のインスリン分泌能に応じて、不足分のインスリンを注射で補う、強化インスリン療法が治療の基本となる。血糖コントロール確認のために医師の指示により、食前や食後に血糖測定を実施する。血糖測定結果に基づくインスリン投与量の調整などについては、事前に保護者と十分に相談し、厳密に実施する必要がある。

食事摂取量不足や体調の変化によるインスリンへの反応性の違いなどにより、インスリンの作用が強すぎると、副作用として低血糖（血糖値60mg/dL以下）をきたす。低血糖時の症状には頻脈、ふるえ、無気力、だるさ、空腹感などがあるが、年少児では自分から症状を訴えることが難しい。低血糖が疑われる場合には、血糖測定を行い、ただちに糖分を経口摂取する必要がある。

逆にインスリンの不足状態では高血糖となる。のどの渇き、多飲多尿、全身倦怠感などが高血糖時の症状であるが、年少児ではこれらについても自ら訴えるのは困難である。高血糖が進行すると糖尿病性ケトアシドーシスといわれる状態になり、意識障害やけいれんが起こることもある。

### 腎疾患

慢性腎臓病やネフローゼ症候群などは重症度や腎障害の程度により、塩分制限、たんぱく質制限、水分制限が必要となる。水分量は食事に含まれる水分も含めて1日量が決められているため、食事以外の飲水にも注意する。場合によっては、リン、カリウムなども制限される。薄味になることにより食欲が減退してしまうと、子ど

もの成長・発達に必要なエネルギー摂取量が不足しやすくなるので注意が必要となる。

### 循環器疾患

子どもの循環器疾患では先天性心疾患が重要である。これは生まれつきのさまざまな心血管系の異常により循環動態が正常に機能しない状態である。そのために心疾患のある子どもでは総エネルギー消費量が心疾患のない子どもと比べて多くなっている。

また、病態により水分制限が必要な心疾患もある。

### 先天性代謝異常症

食物として摂取したたんぱく質、アミノ酸、糖質は体内でさまざまな酵素のはたらきにより代謝されている。これらの酵素が先天的な遺伝子異常により欠損することにより、異常な代謝産物が蓄積し、正常な成長・発達を阻害する疾患が先天性代謝異常症である。アミノ酸代謝異常症、有機酸代謝異常症、脂肪酸代謝異常症、糖質代謝異常症、金属代謝異常症など、多数の疾患が知られている。一部の疾患では新生児マススクリーニングにより異常を早期に発見し、欠損する酵素に応じて特殊ミルクを用いた栄養を行うことにより、正常な成長・発達が可能になっている。乳児期以降も各疾患に応じた食事療法などの継続が必要となる。

### 乳糖不耐症

母乳や牛乳を摂取した際、それらに含まれる乳糖を分解することができず、下痢や腹痛、嘔気、嘔吐などの症状を呈することがある。これを乳糖不耐症という。

乳糖を分解する酵素であるラクターゼが減少することが原因で、急性胃腸炎の後などに認められることがある。またラクターゼは離乳期以降の幼児期には減少していくが、これには個人差があり、一般にアジア人では著明に低下するが、北欧に起源をもつ人種ではほとんど低下しない。

そのため、乳糖の摂取許容量には個人差があり、大量の牛乳の飲用により消化器症状をきたす場合は摂取量を制限するほか、乳糖を含まない調製乳（ラクトレス®、ミルラクト®など）の使用、乳糖を含む食品の除去を検討する必要がある。

**参考文献**

- 日本小児保健協会『病児・病後児保育における保育士・看護師等のためのハンドブック——平成26年度厚生労働科学研究費補助金「病児・病後児保育の実態把握と質向上に関する研究」』2015.
- 関根孝司「特集：小児の輸液・栄養管理の基礎と実践 脱水症のみかたと輸液の基本」『小児科診療』第78巻第6号，2015.
- 田尻仁「特集：小児の輸液・栄養管理の基礎と実践——病態と輸液・栄養管理 急性胃腸炎」『小児科診療』第78巻第6号，2015.
- 日本小児栄養消化器肝臓学会編『小児臨床栄養学 改訂第2版』診断と治療社，2018.
- Guarino, A., Ashkenazi, S., et al., 'European Society for Pediatric Gastroenterology, Hepatology, and Nutrition/European Society for Pediatric Infectious Diseases evidence-based guidelines for the management of acute gastroenteritis in children in Europe：update 2014', *J Pediatr Gastroenterol Nutr.*, 59(1), pp.132-152, 2014.

---

**COLUMN　正しい手洗いの方法——30秒以上、流水で行う**

①液体石けんを泡立て、手のひらをよくこすります。
②手の甲を伸ばすようにこすります。
③指先、爪の間を念入りにこすります。
④両指を合体し、指の間を洗います。
⑤親指を反対の手でにぎり、ねじり洗いをします。
⑥手首も洗います。
⑦最後によくすすぎ、その後よく乾燥させます（洗った手で蛇口等に触れないようにします）。

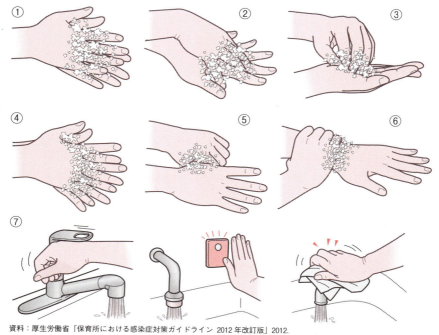

資料：厚生労働省「保育所における感染症対策ガイドライン 2012年改訂版」2012.

# 第15講

## 特別な配慮を要する子どもの食と栄養②

本講では子どもの慢性疾患(まんせいしっかん)のうち、食物にかかわる日常的な管理が特に必要である食物アレルギーと摂食障害(せっしょくしょうがい)について学ぶ。食物アレルギーを正しく理解することにより、給食での安全な対応ができるようにする。さらに誤食(ごしょく)によりアレルギー症状が出現した場合の緊急時対応の手順をマニュアルに従って確認する。障害のある子どもに対してはそれぞれの特徴をふまえた支援が必要であることを理解する。

# Step 1

## 1. 食物アレルギーのある子どもへの対応

　食物アレルギーの子どもは増えており、保育所においても適切な対応が求められている。職員全員が疾患について正しく理解することが必要である。

### 食物アレルギーの有病率

　食物アレルギーとは、「食べたり、さわったり、吸い込んだりした食物に対して、本来は体を守るはずの免疫系が過敏に反応して人体に不利益な症状を引き起こす状態」である。食物アレルギーの有病率は乳児で5～10％程度と最も高く、年齢が大きくなると次第に減少し、幼児期では5％前後となり、学童期には1～3％となる。したがって、保育所や幼稚園では1クラスに1、2人、小学校でも学年に1、2人は食物アレルギーの子どもがいることになり、子どもに関係する仕事に従事する人なら、どこかで必ず出会う疾患であるといえる。

### 食物アレルギーの原因食物と症状

　原因食物は年少児では鶏卵、牛乳、小麦の順に多い。年長児になると、ほかにも甲殻類、ピーナッツ・ナッツ類、果物類、魚卵、魚などがみられる。食物アレルギーの原因食物は、時代や地域の食生活・文化と深く関係している。最近、いくらやキウイなどのアレルギーが増えているのは、以前と比べ、年少児がこれらの食材を摂取する機会が多くなっていることが影響している。

　食物アレルギーの症状は、局所的なじんましんやかゆみ、顔面や唇の腫れ、せき・喘鳴や嘔吐・下痢などから、複数の臓器にまたがる症状が起こるアナフィラキシーまで多岐にわたる。図表15-1に食物アレルギーで起こりうる症状を示す。その多くは即時型反応として、原因食物摂取後2時間以内に現

**図表15-1** 食物アレルギーの症状

| 部位 | 症　状 |
|---|---|
| 皮膚 | かゆみ、あかみ、むくみ、じんましん、湿疹 |
| 眼 | 結膜の充血・腫れ、かゆみ、まぶたの腫れ、涙 |
| 鼻 | 鼻水、くしゃみ、鼻づまり |
| 口・のど | 唇の腫れ、口の中の違和感・腫れ、のどのかゆみ・イガイガ感、のどのつまり、かすれ声 |
| 消化器 | 吐き気、嘔吐、腹痛、下痢、血便 |
| 呼吸器 | せき、ぜーぜーする（喘鳴）、呼吸困難 |
| 神経 | 頭痛、元気がない、ぐったり、意識障害 |
| 循環器 | 血圧低下、脈が速くなる、手足が冷たくなる |
| 全身性 | アナフィラキシー（複数の部位に症状が現れる場合）、アナフィラキシーショック（血圧低下や意識障害をともなう重症な場合） |

れるが、半日から翌日以降に現れる遅発型、遅延型の症状が、単独または合併してみられることもある。皮膚症状は即時型反応の9割近くで認められ、呼吸器、粘膜（眼、鼻、口、のど）、消化器症状がそれに続く。アナフィラキシーショックのような重症な反応を起こす場合もある。

### 食物アレルギーの診断と治療「必要最小限の食物除去」

　食物アレルギーの診断は、食物摂取により誘発される症状を根拠になされるべきものである。診断のための補助検査として、血液検査（抗原特異的IgE抗体）や皮膚テストが行われることがあるが、検査結果が陽性という理由だけで、その食物を除去する必要はない。

　治療の中心となる食事療法の基本は、「正しい診断に基づいた必要最小限の食物除去」である。以前は鶏卵アレルギー患者に、鶏肉や魚卵まで除去指導するなどの「過剰な食品除去」が行われていたが、最近では実際に症状が誘発される物のみの除去が推奨されている。さらに食物アレルギーでは、患者の重症度により同じ食材でも除去の程度が異なる。微量の食物にも反応すれば「完全除去」が必要であるが、少量の混入や加工品の摂取が可能である場合には「部分除去」でもよい。例えば、鶏卵などは加熱によりアレルギー性が大きく減弱するため、生卵を少しなめただけでじんましんが出現する場合でも、ゆで卵や鶏卵を含む加工品は摂取できることがある。ただし、重症度の異なる患者への個別対応は保育所では煩雑で、誤食の原因にもなりうる。そのため保育所では安全性を優先し、アレルギー食対応では「完全除去」か「除去解除」の二者択一とすること（アレルギー食対応の単純化）が推奨されている。

　原因食物の除去では、食材に注意するだけでなく調理の際の混入などにも配慮が必要となる。また、原材料に特定のアレルギー物質を含む加工食品では表示が義務づけられているの

**図表15-2** 保育所における食物アレルギー対応での注意点

| | |
|---|---|
| 給食での除去食 | 献立表の確認（保護者） |
| | アレルギー食対応の単純化 |
| | 加工食品の原材料表示の確認 |
| 誤食の回避 | 調理場での混入に注意<br>（調理器具、調理員、飛沫など） |
| | 配膳時のチェック<br>（個別の食札、違った色のトレイなど） |
| | 食事中の監視<br>（他児との接触、食べこぼしなど） |
| | 食材との接触、吸入の回避<br>（牛乳パック、小麦粉粘土など） |
| | 食材を使用する行事での対応<br>（調理実習、豆まきなど） |
| | 職員全体での情報の共有 |

で、よく確認する。保育所における食物アレルギー対応で注意すべき点を**図表15-2**に示す。職員全体で情報を共有することが重要である。

### 食物アレルギーは自然寛解しやすい

　食物アレルギーは成長とともに自然に治ることが多いという特徴がある。乳児期に発症した食物アレルギーは3歳になるまでに半数近く、小学校入学までには8割程度が自然に治る（自然寛解）。一度食物アレルギーと診断され除去している食物でも、成長して耐性を獲得している可能性がある。自然寛解を見逃さないためにも、乳幼児では6か月ごと、3歳以降では1年ごとを目安に定期的に再評価をすることが推奨される。

### 緊急時対応

　食物アレルギーでは、どんなに注意していても誤食を完全に避けることはできない。むしろ間違って食べてしまうことを想定して、準備をしておくことが必要である。緊急時の対応の手順の例を**図表15-3**に示す。

　食物アレルギーを疑わせる症状が出現した場合には、子どものそばから離れず、助けを求めて人を集める。落ち着いて子どもの状態や誤食の可能性などの状況を確認し、緊急性が高いアレルギー症状（**図表15-4**）があるかどうかを5分以内に判断する。出現した症状が軽症の皮膚症状のみであれば、抗ヒスタミン薬の内服で改善することもあるが、緊急性が高いアレルギー症状がみられたらただちにエピペン®（186ページのコラム参照）注射を行い、救急車を要請してすみやかに医療機関を受診させる。

## 2. 障害のある子どもへの対応

### 障害の種類と特徴

　障害とは、生まれつきの異常または病気や事故などにより、日常生活に制限を受ける状況である。子どもの障害は、身体障害、知的障害、発達障害に分類できるが、これらを合併していることもある。障害の種類や程度により子どもの状況は異なるが、障害がある子どもは、周囲の環境やはたらきかけが成長発達に大きく影響を及ぼしやすい。

　身体障害には肢体不自由、視覚障害、聴覚障害、音声・言語機能障害、内部障害

## Step1 レクチャー

### 図表15-3　アレルギー症状への対応の手順

| 何らかのアレルギー症状がある（食物の関与が疑われる） | 原因食物を食べた（可能性を含む） | 原因食物に触れた（可能性を含む） | 呼びかけに対して反応がなく、呼吸がなければ心肺蘇生を行う |

**緊急性が高いアレルギー症状はあるか？**　5分以内に判断する

**全身の症状**
- □ ぐったり
- □ 意識もうろう
- □ 尿や便を漏らす
- □ 脈が触れにくいまたは不規則
- □ 唇や爪が青白い

**呼吸器の症状**
- □ のどや胸がしめ付けられる
- □ 声がかすれる
- □ 犬が吠えるような咳
- □ 息がしにくい
- □ 持続する強い咳き込み
- □ ゼーゼーする呼吸（喘息と区別できない場合を含む）

**消化器の症状**
- □ 持続する（がまんできない）強いお腹の痛み
- □ 繰り返し吐き続ける

**1つでも当てはまる場合 → 緊急性が高いアレルギー症状への対応**
① ただちにエピペン®を使用する
② 救急車を要請する（119番通報）
③ その場で安静にする（下記の安静を保つ体位参照）
④ その場で救急隊を待つ
⑤ 可能なら内服薬を飲ませる

反応がなく呼吸がない → 心肺蘇生を行う

エピペン®が2本以上ある場合（呼びかけに対する反応がある）
エピペン®を使用し10～15分後に症状の改善がみられない場合、次のエピペン®を使用する

**ない場合**
内服薬を飲ませる
（　　　　　　　　）
（　　　　　　　　）
↓
安静にできる場所へ移動する
↓
少なくとも5分ごとに症状を観察する
**症状チェックシート**に従い判断し対応する
**緊急性の高い症状の出現には特に注意する**

出典：独立行政法人環境再生保全機構ERCA（エルカ）「食物アレルギー緊急時対応マニュアル」（https://www.erca.go.jp/yobou/pamphlet/index.html）

### 図表15-4　緊急性が高いアレルギー症状・一般向けエピペン®の適応

エピペン®が処方されている患者でアナフィラキシーショックを疑う場合、下記の症状が1つでもあれば使用すべきである。

| | | | |
|---|---|---|---|
| 消化器の症状 | ・繰り返し吐き続ける | ・持続する強い（がまんできない）おなかの痛み | |
| 呼吸器の症状 | ・のどや胸が締め付けられる<br>・持続する強い咳込み | ・声がかすれる<br>・ゼーゼーする呼吸 | ・犬が吠えるような咳<br>・息がしにくい |
| 全身の症状 | ・唇や爪が青白い<br>・意識がもうろうとしている | ・脈を触れにくい・不規則<br>・ぐったりしている | ・尿や便を漏らす |

出典：日本小児アレルギー学会「一般向けエピペン®の適応」2013.

第15講　特別な配慮を要する子どもの食と栄養②

（心臓、腎臓、消化器などの機能障害）がある。摂食・嚥下機能そのものに障害があることが多い。栄養管理では身体活動に応じたエネルギー必要量や疾患に特異的な栄養上の問題などを考慮する必要がある。

知的障害は先天的または出生後早期の脳障害により、知的能力が同年齢の子どもの平均水準より明らかに遅れている状態である。発達障害は自閉症、アスペルガー症候群、注意欠如・多動性障害（ADHD）、学習障害（LD）などが生まれつきの脳機能異常により生じる状態である。食事に関しては摂食機能障害のほか、発達障害では摂食行動に問題が生じることが多い。

## 摂食・嚥下機能障害のある子どもへの対応

摂食機能、発達程度に合わせた調理形態や食品の選択、食事介助が重要となる。咀嚼・嚥下機能障害がある子どもに不適切な内容や方法で食事を与えると誤嚥（食物が気管内に流れ込むこと）を起こし、誤嚥性肺炎の原因となることがある。

### （1）食事形態

咀嚼・嚥下機能障害に応じて、食材の大きさ、かたさ、とろみに配慮した食事形態にする。飲み込みやすくするために、液体やミキサー食、ペースト食にとろみ調整食品を加えて粘度を調節する。また、寒天、ゼラチン、片栗粉、くず粉などの嚥下補助食品も調理に使用する。

摂食障害がある場合でも成長や訓練により発達していくので、状況に合わせて形態を変化させることにより、さらなる発達をうながすことができる。

### （2）食事用自助具

障害のある子どもが自分でスプーンやフォークを使って食べられるようにするために改良された食器がある。スプーンは柄が太く持ちやすく、すくう部分が平らで口の幅よりも小さいため口に入れやすく、1回で嚥下しやすい量がすくい取れるようになっているものがある。また、皿の形状は、食物をスプーンですくいやすく工夫したものや滑り止めがついたもの、コップは吸い口やホルダーがついたものなどがあるので、これらを必要に応じて使用する。

### （3）食事介助

食事の前には落ち着いた雰囲気で食事を楽しめるよう適切な環境を整える。嚥下機能の不十分な肢体不自由児などでは摂食時の姿勢保持も重要である。顔が上を向いて頸部が後屈しすぎると誤嚥しやすい。

食物を与えるときは声かけをして食物を見せながら口に運ぶようにする。食べるスピード、1回あたりの摂取量にも配慮する。緊張性咬反射により口腔

内のスプーンなどの食器を強くかんでしまう場合には、無理してスプーンを抜こうとせず、指で軽く口唇周囲に触れるなどして緊張がとれるまで待つ。

食後の口腔ケアでは、お茶や水を飲ませたり、歯磨きをしたりする。

## 知的障害・発達障害のある子どもへの対応

知的障害児では摂食機能障害のほかにも、知覚過敏による偏食、拒食のほか、過食、丸のみなどが問題となる。発達障害のなかでも自閉症では、認知発達の遅れ、知覚過敏、こだわりなどがあり、食生活でも強い偏食や食行動異常がみられることがある。障害児にみられる食行動異常は、もとの障害に由来する知覚過敏などの症状が基礎にあるだけでなく、言葉の遅れやコミュニケーションスキルの欠如、不適切な対応などが複合的に関与して難治化していることが多い。

### （1）偏食

自閉症児の偏食は「こだわり」が強く、食物の味だけでなく、色や触感、外観、温度の違いにも敏感なことが多い。このような偏食を、無理に修正しようとしてもかえって反発をまねく。本人の特性を理解したうえでこだわりの原因を明らかにし、それを利用して少しずつ摂取できる食材を増やしていくなどの工夫が必要となる。例えば、「苦手なものを少しでも食べたら、そのあとに好きなものをご褒美として与える」のような取り組みを根気よく継続することが大切である。

### （2）過食

障害児では食べることに強くこだわったり、途中で切り替えられなかったりして、必要以上に多く食べ続けてしまうことがある。食事のときにはスプーンや食器を小さくして一気に食べてしまわないようにする。また、障害児の手の届く範囲に好きな食材を置かないようにする。

### （3）異食

食物以外のものを食べることを「異食」という。食物とそれ以外の物との区別がつかず、なんでも口に入れてしまう場合には、危険防止のために周囲に飲み込める大きさのものを置かないような配慮が必要となる。

特定のものを繰り返し口に入れる場合には、食感にこだわっている可能性がある。対応としては異食以外のほかのものに興味のある対象をみつけ、こだわりを減弱させるようにする。

# Step 2

> **演習** アレルギー疾患生活管理指導表をもとに緊急時対応を考えてみよう

## 課題

　食物アレルギーのある子どもへの保育所の対応が適切に行われるためには、保護者やかかりつけ医との情報共有が重要である。「保育所におけるアレルギー対応ガイドライン」ではその手段として「生活管理指導表」（**図表15-5**）の活用が勧められている。
　ここでは、「生活管理指導表」の活用の仕方について事例を用いながら考える。

## 進め方

### （1）準備するもの

・厚生労働省「保育所におけるアレルギー対応ガイドライン（平成23年3月）」（http://www.mhlw.go.jp/bunya/kodomo/pdf/hoiku03.pdf）
・保育所におけるアレルギー疾患生活管理指導表（食物アレルギー）（**図表15-5**）
・緊急時個別対応票（裏）経過記録票（**図表15-6**）
・参考として東京都アレルギー疾患対策検討委員会監「食物アレルギー緊急時対応マニュアル」東京都健康安全研究センター（http://www.fukushihoken.metro.tokyo.jp/allergy/measure/emergency.html）

### （2）方法

　グループに分かれ、一人が食物アレルギーの症状が出現した**事例**について説明し、ほかのメンバーは緊急時対応について、資料を見ながら意見を出し合う。
　緊急時個別対応票（裏）経過記録票（**図表15-6**）に実際に記入しながら対応を考える。

Step1 / **Step2 プラクティス** / Step3

### 事例

4歳の保育園児のA君には食物アレルギーがあり、図表15-5に示す「生活管理指導表」を提出している。

① 12時に給食がはじまり5分後に、A君が担任の先生に目がかゆいと言ってきた。右目が充血してまぶたが腫れている。となりのテーブルの園児が牛乳をこぼしてしまい、一部がA君の目に入ったようだ。

**図表15-5** 保育所におけるアレルギー疾患生活管理指導表（食物アレルギー）一部抜粋

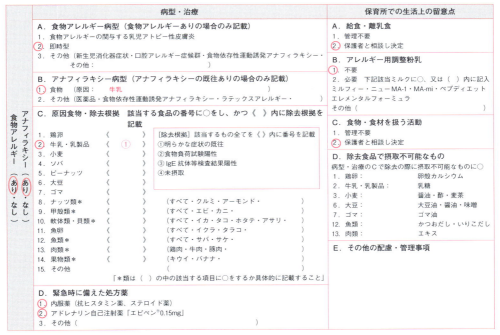

出典：厚生労働省「保育所におけるアレルギー対応ガイドライン（平成23年3月）」p.68, 2011. をもとに作成。

第15講 特別な配慮を要する子どもの食と栄養②

「この時点では何を想定して、どう対応するか？」

　A君は牛乳アレルギーがあり、アナフィラキシーの既往があるためエピペン®を保育所が保護者から預かっている。牛乳が皮膚に接触した可能性がある。

> ②　となりのクラスの保育士を呼んで、緊急時の対応の手順（図表15-3）と預かっている内服薬、エピペン®を持ってきてもらった。
> ・12時10分：経過記録票（図表15-6）への記入を開始。
> ・12時15分：目の充血、まぶたの腫れがあるので内服薬を飲ませた。
> ・12時25分：顔面や首にじんましんが出現し、せきがひどくなってきた。犬がほえるような甲高いせきをする。

「この時点では何を想定して、どう対応するか？」

　アナフィラキシー症状が出現した。緊急性が高いアレルギー症状（図表15-4参照）をチェックする。

> ③　12時30分：緊急性が高いアレルギー症状（図表15-4）があることを確認し、ただちにエピペン®を筋肉注射する。ほかの保育士が救急車を要請する。保護者にも連絡する。

「この時点では何を想定して、どう対応するか？」

　アナフィラキシーに対する初期治療は行った。

　A君はその場に寝かせて安静を保つ。血圧が低下している可能性があるため、足を床面より15cm程度あげる。救急隊がすみやかに到着できるよう誘導する職員を外に出す。

> ④　12時45分：救急隊が到着。経過記録票（図表15-6）をもとに、症状出現の経過、内服薬を飲んだ時刻、エピペン®を使用した時刻などを説明し、医療機関にエピペンを持っていく。

「この時点では何を想定して、どう対応するか？」

　今回の事故や対応について分析し、職員全体で情報を共有して再発防止策を検討する。

図表15-6 緊急時個別対応票（裏）経過記録票

■緊急時個別対応票（裏）　　経過記録票

記録者：(　　　　　　　　　　)
氏名　　　　　　　　体重（　　kg）　　　　　生年月日：平成　年　月　日（　）歳

| | | |
|---|---|---|
| 1 | 発症時間 | 平成　年　月　日　時　分 |
| 2 | 食べたものとその量 | |
| 3 | 処置ほか | 【初期処置】　□ 口の中のものを取り除く　□ うがいをする　□ 手を洗う　□ 触れた部位を洗い流す<br>【内服など】　内服薬などの使用（内容　　　　　　　　　　）　　時　分<br>【エピペン】　エピペンの使用　あり・なし　　　　　　　　　　　時　分<br>【連絡確認】　□ 保護者への連絡　□ 主治医・学校医への連絡　□ 管理者への連絡 |

4　症状

| 臓器 | 重症度 | | 臓器 | 重症度 | |
|---|---|---|---|---|---|
| 【皮膚】 | 軽症 | 部分的なじんましん、あかみ、かゆみ | | | |
| | 中等症 | 広範囲のじんましん、あかみ、強いかゆみ | | | |
| 【粘膜】 | 軽症 | 唇や瞼（まぶた）の腫れ、口や喉の違和感、かゆみ | 【全身】 | 軽症 | やや元気がない |
| | 中等症 | 強い唇や瞼（まぶた）、顔全体の腫れ、飲み込みづらさ | | 中等症 | 明らかに元気がない、立っていられない、横になりたがる |
| | 重症 | 声枯れ、声が出ない、喉や胸が強く締めつけられる感覚 | | 重症 | ぐったり、血圧低下、意識レベル低下～消失、失禁 |
| 【呼吸器】 | 軽症 | 鼻みず、鼻づまり、弱く連続しない咳 | 【消化器】 | 軽症 | 軽い腹痛、単回の嘔吐・下痢 |
| | 中等症 | 時々連続する咳、咳き込み | | 中等症 | 明らかな腹痛、複数回の嘔吐・下痢 |
| | 重症 | 強い咳き込み、ぜん鳴（ゼーゼー、ヒューヒュー）、呼吸困難 | | 重症 | 強い腹痛、繰り返す嘔吐・下痢 |

5　症状経過

| 時間 | 症状 | 血圧（mmHg） | 脈拍（回/分） | 呼吸数（回/分） | 体温（℃） | 備考欄 |
|---|---|---|---|---|---|---|
| : | | | | | | |
| : | | | | | | |
| : | | | | | | |
| : | | | | | | |
| : | | | | | | |
| : | | | | | | |
| : | | | | | | |
| : | | | | | | |

平成19年度緊急対応等モデル事業「文京区・小平市緊急時対応カード」より引用　一部改変

出典：厚生労働省「保育所におけるアレルギー対応ガイドライン」p.70, 2011.

# Step3

## 1. 食物アレルギーのある子どもの生活への配慮

　食物アレルギーのある子どもが食物アレルギーのない子どもと変わらない安全・安心な保育所生活を送ることができるような環境を整え、子どもを含む家族の生活全体のQOL（生活の質）の向上にも配慮することが大切である。

**日常の集団生活での注意**

　保育所では、給食での除去食や調理・配膳（はいぜん）の過程での混入の回避などのほかにも、日常生活のなかで注意すべき点が多い（**図表15-2参照**）。食物アレルギーのある子どもの給食について除去食対応をしていても、ほかの子どもの食事にはアレルギーの原因食材が入っている。アレルギーのある子どもがあやまってほかの子どもの食事に手を出さないようにする必要がある。また、年少児は食器を使って上手に食べることができずに手づかみで食べたり、食べこぼしをしたりすることも多い。牛乳アレルギーのある子どもにこぼれた牛乳がかかったり、原因食材がついた手でさわられたりすると、皮膚症状（ひふしょうじょう）が誘発される可能性がある。さらに食べ散らかしが床やいすなどに残っていると、乳児では口に入れてしまうこともある。年長児になり配膳や片づけを手伝う際にも、アレルゲンを含む食材に接触する機会は避ける配慮が必要である。食材との接触は食事の時間に限らない。工作などで使用する機会がある、牛乳パックや小麦粉粘土（こむぎこねんど）なども、アレルギーがある子どもは使うべきではない。このほか調理実習、特別行事、野外行事などで原因食物に接触する可能性があるときには、配慮が必要となる。それぞれの子どもの食物アレルギーの重症度に応じてどの程度注意すべきかが異なるため、事前に保護者と責任者が面談などを通じて相談しておく。また、必要に応じて確認のための文書や医療機関からの診断書を提出してもらう。

**疎外感・心理的社会的負担感への配慮**

　食物アレルギーのある子どもがある程度の年齢に達すると、自分が家族・きょうだいやほかの子どもたちと同じ食物を食べられないことに気づくようになる。子どもにも年齢に応じて食物アレルギーのことを説明して自覚をもたせ、「自宅（保育所）以外の食事では親に確認してから食べる」「他人からもらったものは、勝手に食べてはいけない」「食べたあとに具合が悪くなったらすぐに言う」などを日頃から教えておく。しかし、食物に対して慎重（しんちょう）になりすぎると、おいしく食べられず、食事そのものが楽しくなくなってしまう。さらに食物アレルギーが原因で周囲から

の疎外感・劣等感を感じたり、活動そのものが制限されたりすることがある。特別扱いされることが心理的な負担になることもある。残念なことに、食物アレルギーがいじめの原因になることさえある。このような心理的な負担を軽減するためには、周囲の人々が食物アレルギーのことを正しく理解することが必要である。子どもであっても、年齢や理解力に応じて説明すれば、アレルギーのある子どもに配慮したり、協力したりできるようになる。

### 保護者への配慮

食物アレルギーのある子どもをもつ保護者は、日常的に家庭での除去食の準備や食材の調達など手間や時間、経済的な負担がある。それ以外にも誤食時の不安、長期的な予後への心配、家族での行動（外食など）の制限、アレルギーがないきょうだいの食事への制限、子どもに対する罪悪感など、心理的な負担もかかえている。このような保護者の悩みについて相談を受けたり、情報を共有したりといった保護者支援も重要である。また、ほかの保護者にも食物アレルギーについて正しく理解してもらうことにより、保育所以外の子どもたちの交流の場における安全や子ども自身の理解にもつながる。

## 2. 障害のある子どもの生活への配慮

障害のある子どもの食への対応を考えるうえでは、障害を含めた全体像を理解しなければならない。

### 多職種連携の必要性

障害児への食事提供は、それぞれの個別の状況・健康状態に即した栄養ケア・マネジメントの一環として実践されるべきである。そのためには管理栄養士、医療機関の医師、歯科医師、看護師、理学療法士、臨床心理士などの専門職、児童福祉施設で実際に食事介助をする保育士など関係する多職種が連携することが必要である。

### 家庭への支援

障害児の家庭での養育においては食事が関係する問題も多い。家庭では特別な食事の準備や食事介助、生活全般のケアを行っており、保護者や家族の負担は大きい。障害児を預かる児童福祉施設では、家庭の状況やニーズを把握したうえで、適切な連携・支援をする必要がある。

**参考文献**

- 南武嗣「特集：ベテラン小児科医が伝授する外来診療のコツ——治療のコツ 経口補液（ORT）の上手な使いかた」『小児科診療』第77巻第2号，2014.
- 東京都アレルギー疾患対策検討委員会監「食物アレルギー緊急時対応マニュアル」東京都健康安全研究センター，2013.
- 厚生労働省「保育所におけるアレルギー対応ガイドライン」2011.
- 厚生労働省「保育所における食事の提供ガイドライン」2012.
- 五十嵐隆企画，大矢幸弘編監『子どものアレルギー——アトピー性皮膚炎・食物アレルギー・ぜんそく』文藝春秋，2017.
- 成田雅美「食物アレルギーとアトピー性皮膚炎の関係 どちらが先か？」『チャイルドヘルス』第14巻第1号，2011.

## COLUMN エピペン® アナフィラキシー時の自己注射薬

　食物アレルギーの症状が複数の臓器にわたる場合や、血圧低下・意識障害などの重篤な症状が出現する場合を、アナフィラキシーという。特に呼吸困難や、血圧低下などが進行する場合には緊急を要するため、早期の治療が必要である。エピペン®はアナフィラキシー発症時に病院外でアドレナリンを自己注射するための薬剤である。アドレナリンはアナフィラキシーに対する治療薬で、血圧上昇、血管収縮、喉頭浮腫軽減、気管支拡張などの作用がある。注射直後から効果がみられるが、約20分程度で代謝されるため効果が消失する。エピペン®を注射して症状が改善しても、使用後には必ず病院を受診する必要がある。

　エピペン®は体重により0.15mg 製剤（体重15kg 以上30kg 未満）、0.3mg 製剤（体重30kg 以上）の2種類があり、1回使い切りの薬剤である。エピペン®は太もも外側部分に筋肉注射する。衣服の上からでも注射することができる。エピペン®の具体的な使用方法については「アナフィラキシー補助治療剤—アドレナリン自己注射薬エピペン®」のサイト（http://www.epipen.jp/）が参考になる。

　エピペン®を使用するタイミングについては、処方した担当医の指示にしたがう。日本小児アレルギー学会が発表した一般的な適応基準では「緊急性が高いアレルギー症状」（図表15-4参照）が1つでも認められれば、エピペン®を使用することを推奨している。

# 索引

## あ〜お

- IgA ……… 63
- アセトン血性嘔吐症 ……… 165
- 遊び食べ ……… 95,167
- アドレナリン ……… 186
- アドレナリン自己注射薬 ……… 186
- アナフィラキシー ……… 174,186
- アナフィラキシーショック ……… 174
- 甘味 ……… 55
- アミノ基 ……… 28
- アミノ酸 ……… 14,15,28
- アミノ酸スコア ……… 28
- アミロース ……… 27
- アミロペクチン ……… 27
- アルコール ……… 71
- アレルギー疾患生活管理指導表 ……… 180
- アレルギー食対応の単純化 ……… 175
- EPA ……… 28
- 硫黄 ……… 30
- イオン飲料 ……… 164
- 異化 ……… 15
- 移行乳 ……… 64
- 異食 ……… 179
- 1型糖尿病 ……… 170
- 溢乳 ……… 65
- 一般向けエピペン®の適応 ……… 177
- 遺伝的要因 ……… 11
- インスリン ……… 170
- 咽頭炎 ……… 165
- 旨味 ……… 55
- UMAMI ……… 59
- 永久乳 ……… 64
- エイコサペンタエン酸 ……… 28
- 衛生管理 ……… 158
- 栄養 ……… 14
- 栄養3色ボード ……… 136
- 栄養士 ……… 139
- 栄養素 ……… 14,16,26
- 栄養教諭 ……… 106
- SIDS ……… 71
- SGA ……… 10
- エストロゲン ……… 34
- エネルギー ……… 15
- エネルギー収支のバランス ……… 38
- エピジェネティクス ……… 11
- エピペン® ……… 176,186
- 嚥下運動 ……… 62
- 嚥下反射 ……… 62
- 塩素 ……… 30
- 嘔吐 ……… 163
- ORS ……… 163,164
- おふくろの味 ……… 151
- お弁当 ……… 91
- 重湯 ……… 76
- おやつ ……… 89
- オリゴ糖 ……… 27

## か〜こ

- 外食 ……… 150
- 外食率 ……… 60
- 学童期 ……… 98
- 過食 ……… 99,179
- 学校給食 ……… 106
- 学校教諭 ……… 106
- 活性型ビタミンD ……… 34
- 活性酸素 ……… 35
- 活動代謝 ……… 15
- 果糖 ……… 26
- 加熱調理 ……… 54
- カフェイン ……… 71
- ガラクトース ……… 26
- カリウム ……… 30
- カルシウム ……… 30
- カルボキシル基 ……… 27,28
- 環境づくり ……… 127
- 環境要因 ……… 11
- 間食 ……… 89
- 感染性胃腸炎 ……… 164
- 企画評価 ……… 126
- 気管支炎 ……… 165
- 気管支喘息 ……… 165
- 危機管理マニュアル ……… 159
- 基礎代謝 ……… 15
- 基礎代謝基準値 ……… 17
- 気になる食行動 ……… 94
- 機能性成分 ……… 35
- 基本味 ……… 54
- 吸収 ……… 14
- 急性胃腸炎 ……… 163
- 吸啜運動 ……… 62
- 吸啜反射 ……… 62
- 牛乳・乳製品 ……… 41
- 行事食 ……… 148
- 共食 ……… 151
- 協調運動 ……… 81
- 緊急時個別対応票 ……… 180
- 緊急時対応 ……… 176
- 緊急性が高いアレルギー症状 ……… 177
- 果物 ……… 41
- クッキング保育 ……… 159
- グリコーゲン ……… 27
- グリセロール ……… 27
- グルコース ……… 26
- 経過記録票 ……… 180
- 経管栄養法 ……… 14
- 経口補液製剤 ……… 163,164
- 経静脈栄養法 ……… 14
- 結果評価 ……… 126
- 欠食 ……… 99
- 欠乏症 ……… 32,33
- 下痢 ……… 163
- 検食 ……… 158
- 検便 ……… 158
- 口腔機能発達段階 ……… 87
- 行動変容 ……… 146
- 行動変容段階モデル ……… 147
- 口内炎 ……… 165
- 誤嚥 ……… 89,178
- 五感 ……… 53
- 国民健康・栄養調査 ……… 4
- こ食 ……… 110
- 子育て支援 ……… 141
- 子育て支援機能 ……… 141
- 五大栄養素 ……… 26
- 骨芽細胞 ……… 34
- 骨吸収 ……… 34
- 骨形成 ……… 34
- 骨粗鬆症 ……… 34
- 骨密度 ……… 34
- 骨量 ……… 34
- 子どもの貧困 ……… 107
- コラーゲン ……… 29
- コレステロール ……… 28
- 混合栄養 ……… 70
- 献立 ……… 50
- 献立作成 ……… 50

## さ〜そ

- 最大骨量 ……… 34
- 細胞外液 ……… 31

| | | |
|---|---|---|
| 細胞内液 31 | …の計画および評価 123 | 腎疾患 170 |
| 搾乳 70 | …の推進 118 | 身体活動レベル 39 |
| 3色食品群 36,51 | …のための環境 126 | 身体障害 176 |
| 三大栄養素 26 | …のねらいおよび内容 124 | 新陳代謝 17,24 |
| …の消化 19 | …の環 135 | 推奨量 39 |
| 酸味 55 | 食育ガイド 135 | 推定エネルギー必要量 38 |
| 塩味 55 | 食育基本法 111 | 推定平均必要量 39 |
| 刺激－反応学習説 146 | 食育推進 110 | 水分代謝 31 |
| 自己意識 87 | 食育推進基本計画 112 | 水溶性ビタミン 30 |
| 自己効力感 146 | 食育だより 145 | 好き嫌い 82,95 |
| 自己注射薬 186 | 食塩摂取量 47 | スクロース 26 |
| 脂質 19,27 | 食具 86 | ステロール類 28 |
| 思春期 98 | 食具使用機能発達段階 87 | 生活管理指導表 180 |
| 自然寛解 176 | 食行動異常 166 | 生活リズム 150 |
| 実践の経過評価 126 | 食行動の発達 88 | …の乱れ 150 |
| 疾病 162 | 食事介助 178 | 生合成 15 |
| 指導計画 122 | 食事形態 178 | 生歯 63,87 |
| 児童福祉施設 151 | 食事内容 4 | 成熟乳 64 |
| 児童福祉施設における食事の提供ガイド 3,151 | 食事の摂り方 5 | 生食調理 54 |
| | 食事バランスガイド 41 | 成人病胎児期発症起源 11 |
| 脂肪 14 | 食習慣 166 | 成長期 24 |
| 脂肪酸 27 | 食事用自助具 178 | 性と生殖に関する健康・権利 106 |
| 社会的学習理論 146 | 食事療法 166,170 | 生理作用 32,33 |
| 社会的認知理論 146 | 食生活指針 42 | せき 165 |
| 周期性 ACTH-ADH 放出症候群 165 | 食生活指導・助言 139 | 摂取 14 |
| 周期性嘔吐症候群 165 | 食生活の欧米化 46 | 摂取エネルギー 22 |
| 10の姿 115 | 食中毒等の予防の3原則 158 | 摂食・嚥下機能障害 178 |
| 終末殺菌法 66 | 食中毒等発生時の対応 159 | セルフ・エフィカシー 146 |
| 主菜 41,52 | 食中毒予防 160 | セルフモニタリング 146 |
| 主食 41,52 | 食における養護と教育の一体性 115 | 全体的な計画 122 |
| 授乳 64 | 食の安全性 5 | 先天性代謝異常症 171 |
| 授乳回数 64 | 食の外部化率 60 | 蠕動運動 14,62 |
| 授乳間隔 64 | 食品構成 50 | 喘鳴 165 |
| 授乳期 99 | 食文化の継承 119 | 相対的な貧困率 107 |
| 授乳時間 65 | 食物アレルギー 174 | 咀嚼 14 |
| 授乳方法 65 | …の原因食物 174 | 咀嚼機能の発達 79 |
| 授乳・離乳の支援ガイド 74 | …の症状 174 | 卒乳 65 |
| 循環器疾患 171 | …の診断 175 | |
| 消化 14 | …の治療 175 | |
| 障害 176 | 食物アレルギー対応 174 | ## た〜と |
| 生涯発達 99 | 食物繊維 27 | 第1制限アミノ酸 29 |
| 消化酵素 14 | 食欲不振 82 | 第一発育急進期 98 |
| 消化・咀嚼機能 86 | 食料自給率 48 | ダイエット 108 |
| 症候性肥満 166 | 食を営む力 114,153 | 胎児期 99 |
| 小食 167 | ショ糖 26 | 代謝 15 |
| 脂溶性ビタミン 30 | 初乳 63 | 体調不良 162 |
| 少糖類 26 | 自律授乳 64 | 胎便 64 |
| 消費エネルギー 22 | 汁物 52 | 耐容上限量 39 |
| 食育 134 | 新奇性恐怖 84 | 大量調理施設衛生管理マニュアル 158 |
| …の考え方 134 | 人工栄養 66 | 第二発育急進期 98 |

| | | |
|---|---|---|
| だし汁 | 59 | |
| 正しい手洗いの方法 | 172 | |
| 脱水症 | 31,163 | |
| 多糖類 | 26 | |
| 楽しく食べる子ども | 153 | |
| たばこ | 71 | |
| 食べにくい食品 | 86 | |
| 食べ物のゆくえ | 14,18 | |
| 食べる力 | 153 | |
| 多量元素 | 30 | |
| 短期計画 | 123 | |
| 探索反射 | 62 | |
| 単純脂質 | 27 | |
| 単純性肥満 | 166 | |
| 炭水化物 | 19,26 | |
| 単糖類 | 26 | |
| 断乳 | 65 | |
| たんぱく質 | 19,28 | |
| 地域資源 | 138 | |
| 地域の子育て家庭への支援 | 141 | |
| 窒息 | 89 | |
| 知的障害 | 178 | |
| 長期計画 | 123 | |
| 朝食欠食 | 6,23,118 | |
| 朝食欠食率 | 5,6 | |
| 調乳 | 66 | |
| 調味 | 54 | |
| 調理 | 53 | |
| 調理従事者 | 158 | |
| 調理済み食品 | 4 | |
| 調理操作 | 54 | |
| 調理法 | 54 | |
| ちらかし食い | 167 | |
| 粒状 | 82 | |
| 手洗い | 172 | |
| DHA | 28 | |
| DOHaD | 11 | |
| DOHaD 説 | 10 | |
| 低エネルギー食品 | 16 | |
| 低出生体重児 | 10 | |
| 呈味成分 | 55 | |
| 適正な栄養摂取量 | 50 | |
| デザート | 52 | |
| 鉄 | 100 | |
| 手づかみ食べ | 81 | |
| 鉄欠乏性貧血 | 71 | |
| でんぷん | 14,26 | |
| トイレット・トレーニング | 165 | |
| 同化 | 15 | |
| 糖尿病 | 170 | |
| 特殊ミルク | 66 | |
| ドコサヘキサエン酸 | 28 | |
| トランスセオレティカルモデル | 147 | |

## な〜の

| | |
|---|---|
| 中食 | 150 |
| ナトリウム | 30 |
| 2型糖尿病 | 170 |
| 苦味 | 55 |
| 二糖類 | 26 |
| 日本人の食事摂取基準 | 38,40 |
| 乳及び乳製品の成分規格等に関する省令 | 66 |
| 乳児期の栄養・食生活 | 62 |
| 乳汁摂取 | 62 |
| 乳児用調製液状乳 | 66 |
| 乳児用調製乳 | 63,66 |
| 乳児用調製粉乳 | 66,69 |
| 乳糖 | 26 |
| 乳等省令 | 66 |
| 乳糖不耐症 | 171 |
| 乳幼児栄養調査 | 4 |
| 乳幼児突然死症候群 | 71 |
| 妊産婦のための食事バランスガイド | 10,101 |
| 妊産婦のための食生活指針 | 101 |
| 妊娠期 | 99 |
| 脳活動 | 23 |

## は〜ほ

| | |
|---|---|
| バーカー仮説 | 11 |
| 排泄 | 16 |
| 麦芽糖 | 26 |
| 破骨細胞 | 34 |
| 発達障害 | 178 |
| 発熱 | 162 |
| 鼻づまり | 165 |
| 鼻水 | 165 |
| バンデューラ | 146 |
| PFC熱量比率 | 46 |
| BMI | 38 |
| ピークボーンマス | 34 |
| PDCAサイクル | 122,152 |
| ビタミン | 30 |
| ビタミンE | 30 |
| ビタミンA | 30 |
| ビタミンK | 30 |
| ビタミンK欠乏症 | 70 |
| ビタミンC | 30 |
| ビタミンD欠乏症 | 72 |
| ビタミン$B_1$ | 30 |
| 必須アミノ酸 | 28 |
| 泌乳期 | 64 |
| 一口量 | 87 |
| 鼻閉 | 165 |
| 肥満 | 22,108,166 |
| 評価の実施 | 126 |
| 微量元素 | 30 |
| 頻回授乳 | 64 |
| フィトケミカル | 35 |
| フォローアップミルク | 67 |
| 不感蒸泄 | 31 |
| 複合脂質 | 27 |
| 副菜 | 41,52 |
| 不当軽量 | 10 |
| ブドウ糖 | 14,26 |
| 不飽和脂肪酸 | 27 |
| フラクトース | 26 |
| フリーズドライ製品 | 83 |
| プロセス評価 | 126 |
| プロチャスカ | 147 |
| 分泌型免疫グロブリン | 63 |
| ペースト状 | 82 |
| ベビーフード | 83 |
| ペプチド結合 | 28 |
| 偏食 | 167,179 |
| 扁桃炎 | 165 |
| 便秘 | 165 |
| 保育所児童保育要録 | 138 |
| 保育所におけるアレルギー対応ガイドライン | 180 |
| 保育所における食育に関する指針 | 113,122 |
| 保育所保育指針 | 3,111 |
| 飽和脂肪酸 | 27 |
| 補完食 | 74 |
| 保護者支援 | 140 |
| 母子同室 | 64 |
| 母性保護 | 106 |
| 捕捉反射 | 62 |
| 母乳 | 63 |
| 母乳育児 | 63 |
| …の留意点 | 70 |
| 哺乳行動 | 62 |
| 哺乳動物の乳成分 | 20 |
| 哺乳反射の減弱 | 75 |
| 母乳不足 | 70 |
| 哺乳量 | 65 |

## ま〜も

| | |
|---|---|
| マグネシウム | 30 |
| マネジメントサイクル | 122 |
| マルトース | 26 |
| 慢性疾患 | 170 |
| 味覚の発達 | 95 |
| ミネラル | 30 |
| 無機質 | 30 |
| 無菌操作法 | 66 |
| 6つの基礎食品群 | 51 |
| むら食い | 95,167 |
| メタボリックシンドローム | 11 |
| 目安量 | 39 |
| 免疫力 | 35 |
| 目標量 | 39 |
| モデリング | 146 |

## や〜よ

| | |
|---|---|
| 野菜摂取量 | 47 |
| やせ | 108 |
| やせ指向 | 99 |
| 葉酸 | 100 |
| 幼児期 | 86 |
| …の栄養 | 88 |
| …の終わりまでに育ってほしい姿 | 114 |
| 幼児食 | 87 |
| 幼児向け食事バランスガイド | 154 |

## ら〜ろ

| | |
|---|---|
| ラクトース | 26 |
| リスク管理 | 9 |
| リスクコミュニケーション | 9 |
| リスク評価 | 9 |
| リスク分析 | 9 |
| 離乳 | 74 |
| …の開始 | 75 |
| …の完了 | 78 |
| 離乳食 | 74,87 |
| …の進め方 | 76 |
| リプロダクティブ・ヘルス・ライツ | 106 |
| リポタンパク質 | 27 |
| リン | 30 |
| リン脂質 | 27 |
| 連携 | 96,138 |

## わ〜ん

| | |
|---|---|
| 和食 | 119 |
| 和食；日本人の伝統的な食文化 | 58 |

# 新・基本保育シリーズ

## 【企画委員一覧】（五十音順）

　　　　　　　　　　　　　　　　　　　　　　　　　　　　　　◎ 委員長　　○ 副委員長

| | |
|---|---|
| 相澤　仁（あいざわ・まさし） | 大分大学教授、元厚生労働省児童福祉専門官 |
| 天野珠路（あまの・たまじ） | 鶴見大学短期大学部教授、元厚生労働省保育指導専門官 |
| 石川昭義（いしかわ・あきよし） | 仁愛大学教授 |
| 近喰晴子（こんじき・はるこ） | 東京教育専門学校専任講師、秋草学園短期大学特任教授 |
| 清水益治（しみず・ますはる） | 帝塚山大学教授 |
| 新保幸男（しんぽ・ゆきお） | 神奈川県立保健福祉大学教授 |
| 千葉武夫（ちば・たけお） | 聖和短期大学学長 |
| 寺田清美（てらだ・きよみ） | 東京成徳短期大学教授 |
| ◎西村重稀（にしむら・しげき） | 仁愛大学名誉教授、元厚生省保育指導専門官 |
| ○松原康雄（まつばら・やすお） | 明治学院大学学長 |
| 矢藤誠慈郎（やとう・せいじろう） | 岡崎女子大学教授 |

（2018年12月1日現在）

## 【編集・執筆者一覧】

### 編集

| | | |
|---|---|---|
| 堤　ちはる（つつみ・ちはる） | 相模女子大学教授 | |
| 藤澤由美子（ふじさわ・ゆみこ） | 和洋女子大学教授 | |

### 執筆者（五十音順）

| | | |
|---|---|---|
| 太田百合子（おおた・ゆりこ） | 東洋大学非常勤講師 | 第8講・第9講・第10講 |
| 梶　忍（かじ・しのぶ） | 東京医療保健大学准教授 | 第10講・第11講・第12講食育事例 |
| 久保　薫（くぼ・かおる） | 青森中央短期大学学長 | 第2講・第3講・第4講・第5講 |
| 清野富久江（せいの・ふくえ） | 元内閣府食育推進室参事官補佐 | 第11講・第12講 |
| 堤　ちはる（つつみ・ちはる） | （前掲） | 第6講・第7講 |
| 成田雅美（なりた・まさみ） | 国立成育医療研究センター医長 | 第1講・第14講・第15講 |
| 藤澤由美子（ふじさわ・ゆみこ） | （前掲） | 第9講・第13講 |

### 事例提供（五十音順）

第10講・第11講・第12講…世田谷区立西之谷保育園／相愛保育園／祖師谷保育園分園／日本女子体育大学附属みどり幼稚園

## 子どもの食と栄養

### 新・基本保育シリーズ⑫

2019年2月1日 初版発行
2025年2月1日 初版第3刷発行

| | |
|---|---|
| 監　修 | 公益財団法人 児童育成協会 |
| 編　集 | 堤 ちはる・藤澤由美子 |
| 発行者 | 荘村明彦 |
| 発行所 | 中央法規出版株式会社 |
| | 〒110-0016 東京都台東区台東3-29-1　中央法規ビル |
| | Tel 03（6387）3196 |
| | https://www.chuohoki.co.jp/ |
| 印刷・製本 | 株式会社アルキャスト |
| 装　幀 | 甲賀友章（Magic-room Boys） |
| カバーイラスト | K・まりこ（社会福祉法人 草笛の会 絵画療育教室） |
| 本文デザイン | タイプフェイス |
| 本文イラスト | 小牧良次（イオジン） |

定価はカバーに表示してあります。
ISBN978-4-8058-5792-2

本書のコピー、スキャン、デジタル化等の無断複製は、著作権法上での例外を除き禁じられています。また、本書を代行業者等の第三者に依頼してコピー、スキャン、デジタル化することは、たとえ個人や家庭内での利用であっても著作権法違反です。

落丁本・乱丁本はお取替えいたします。

本書の内容に関するご質問については、下記URLから「お問い合わせフォーム」にご入力いただきますようお願いいたします。
https://www.chuohoki.co.jp/contact/